# ■ ■ ■ Diabetes ist meine Sache.
## Hilfen zum Umgang mit
## Angst,
## Wut und
## Traurigkeit

Die Deutsche Bibliothek - CIP-Einheitsaufnahme

Hirsch, Axel:
Diabetes ist meine Sache : Hilfen zum Umgang mit Angst, Wut und
Traurigkeit / Axel Hirsch. - 2. Aufl. - Mainz : Kirchheim, 2001
ISBN 3-87409-342-5

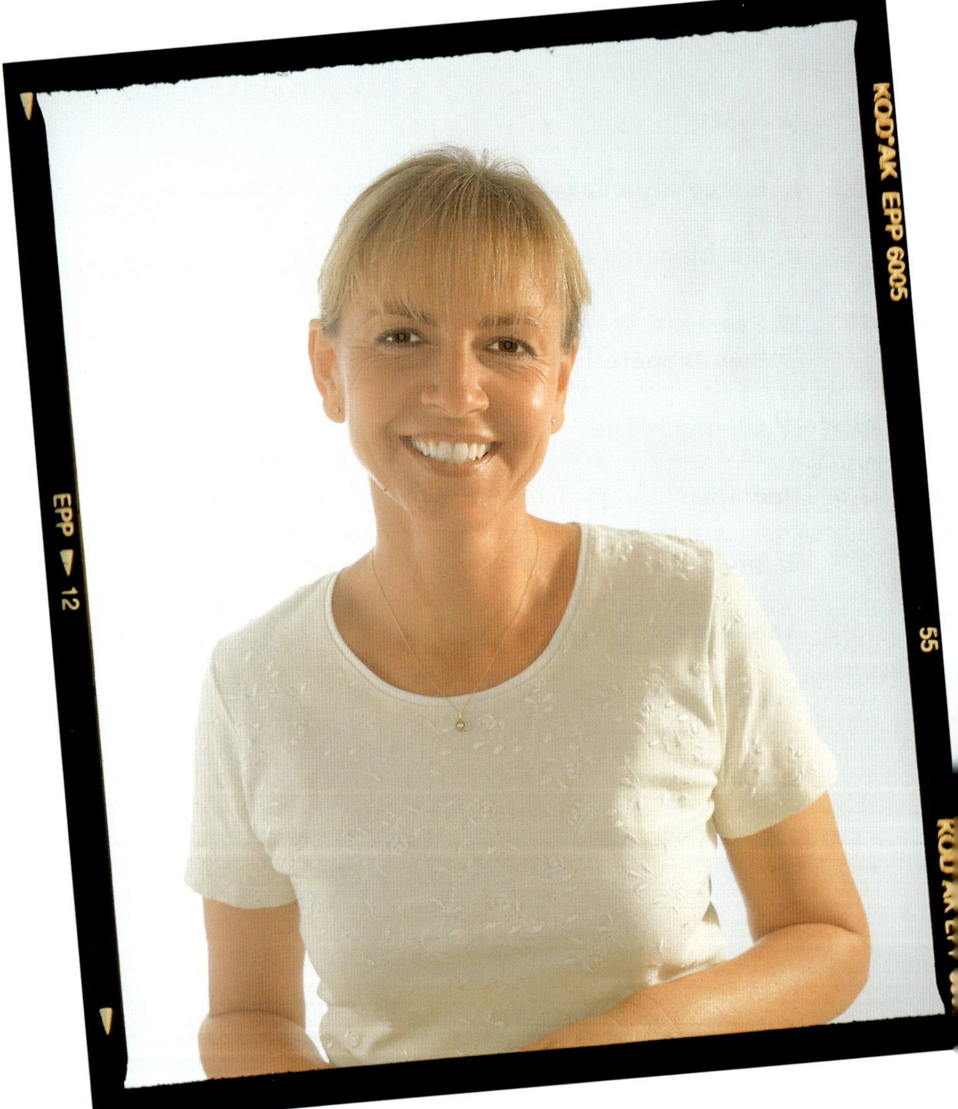
KODAK EPP 6005
EPP 12
55

# Vorwort

D er Diabetes ist meine Sache. Ist das nicht eigentlich selbstverständlich? Obwohl es das ist, wurde es lange Zeit von vielen, Ärzten und Betroffenen, anders gesehen. Bin ich denn dem Arzt gegenüber verpflichtet, eine gewissenhafte Diabetestherapie durchzuführen? Muß ich mich vor dem Arzt für meine Diabetestherapie rechtfertigen? Bin ich wegen des Diabetes gezwungen, etwas zu tun oder lassen? Nein. Es ist mit dem Diabetes genau wie mit anderen Risiken auch: da ich es bin, der die Anstrengungen der Therapie und eventuelle Konsequenzen selbst tragen muß, muß ich mich entscheiden, wieviel ich für meine Therapie tun will. Grundsätzlich und jeden Tag wieder neu. Das kann mir keiner abnehmen, und ich will es auch gar nicht. Ich möchte es selbst bestimmen.

Immer mehr Ärzte und Diabetesberaterinnen sehen das genauso. Weil sie wissen, daß es so ist. Sie wissen, daß sie die Betroffenen zu nichts überreden oder gar zwingen können, was diese nicht wollen. Immer schon haben die Betroffenen selbst entschieden, wie sie mit dem Diabetes leben wollen. Dabei bekamen sie früher nur wenig Hilfe und Beratung, aber viele Drohungen. Einige Betroffene reagierten darauf mit Angst und Wohlverhalten („Compliance"), viele aber mit Abwehr. Heute geht es vor allem darum, daß der Betroffene selbst weiß, was er will. Was er wegen des Diabetes bereit ist zu ändern und was nicht. Das ist die Idee des „Empowerment" für Menschen mit Diabetes, die vor allem Robert Anderson und seine Kollegen vom Michigan Diabetes Research and Training Center über den großen Teich zu uns geschickt haben.

Eigentlich hat diese Idee gar nichts mit Diabetes zu tun. Jeder Mensch wächst daran, daß er lernt, sich um all seine Angelegenheiten selbst zu kümmern - das ist der Weg des Em-

7

powerments. Und der Diabetes gehört natürlich auch zu den Angelegenheiten, die ich selber regeln möchte, weil es mir damit dann seelisch besser geht. Von Diabetesexperten möchte ich dazu die Beratung und Behandlung bekommen, die mir hilft, mein Leben mit dem Diabetes zu leben, mit allen Chancen und Risiken. Ich möchte nicht in eine Schablone gepreßt werden, um schließlich nach einem Lehrbuch der Diabetologie zu leben. Es gibt wichtigere und interessantere Bücher für das Leben.

Den Diabetes als seine eigene Angelegenheit betrachten: das ist die Voraussetzung dafür, einen Weg für das Leben mit dem Diabetes zu finden - mit den guten und den schlechten Gefühlen, die Belastungen nun einmal mit sich bringen. Es ist normal, daß Diabetes bei Betroffenen zu Gefühlen von Angst, Wut und Traurigkeit führt. Zum Problem wird dies erst, wenn diese Gefühle zum Dauerzustand im Leben mit dem Diabetes werden. Auf Dauer verderben sie die Freude am Leben und rauben uns Kraft und Energie. Ich möchte Ihnen zeigen, wie Sie selbst Ihre Gefühle beeinflussen können, daß Sie sich ihnen nicht ausliefern müssen, bis sie immer mehr Raum greifen.

Immer wieder den Diabetes mit einzuplanen und eine Entscheidung mehr zu treffen als andere Menschen ist eine Dauerbelastung. Das kann immer wieder einmal ärgerlich sein. Es ist aber etwas anderes, als sich ständig über den Diabetes zu ärgern. Es bringt nichts, sich über Unabänderliches immer wieder aufzuregen. Diabetes ist sicher nicht die erste schwierige Aufgabe in Ihrem Leben, die Sie lösen wollen. Veränderungen bei Problemen im Umgang mit dem Diabetes sind möglich, wenn wir unsere Fähigkeiten, mit denen wir auch andere Probleme gelöst haben, weiterentwickeln und richtig einsetzen. Selten muß man etwas völlig umkrempeln, eher nützt es, die eigenen Kräfte in die richtige Bahn zu lenken. Das Buch handelt nur wenig von den technischen Problemen einer guten Diabetesführung. Hierüber gibt es viel gute Literatur (vgl. Literaturempfehlungen im Anhang). Vor allem haben wir in Deutschland viele sehr gute stationäre und auch ambulante Schulungsangebote, in denen fast jeder Mensch mit Diabetes lernen kann, eine gute Selbsttherapie durchzuführen. Meine Frage ist vielmehr: Wenn ich genau weiß, was ich eigentlich tun müßte, um gut mit meinem Diabetes zu leben, warum tue ich es nicht (oder nicht ausreichend)? Was kann ich tun, um mich mit meinem Diabetes zu arrangieren, so daß er für mich nicht Feind oder Diktator, sondern ein (mehr oder weniger lästiger) Begleiter wird? Wie kann ich es erreichen, meinem Diabetes gerade so viel Beachtung zu schenken, daß ich mich auf meine eigene Weiterentwicklung konzentrieren und den Diabetes wieder in den Hintergrund treten lassen kann? Welche Gefühle und Gedanken hindern mich daran?

Was in medizinisch orientierten Diabetesratgebern meist zu kurz kommt, sind Hilfen dabei, mit dieser chronischen Erkrankung auch seelisch zurechtzukommen, mit dem Diabetes fertig zu werden und mit ihm gut leben zu können. Wenn ich „gut mit dem Diabetes leben" sage, dann meine ich: eine Form zu finden, in der ich den Diabetes nach meinen eigenen Wünschen und Zielen behandeln kann, ohne lang anhaltende unangenehme Gefühle, und in der ich meine Lebensziele möglichst uneingeschränkt durch den Diabetes verfolgen kann. Den meisten Betroffenen gelingt das im Laufe der Zeit ohne fremde Hilfe, so wie man sich auch mit anderen Belastungen und Verlusten zu arrangieren lernt. Aber mancher hat lange daran zu knacken oder gerät immer wieder in seelische Krisen aufgrund des Diabetes.

Ich habe die ersten Diabetesjahre gut mit der Devise gelebt: Da mußt Du hindurch, es gibt Schlimmeres, ein bißchen mehr Disziplin kann Dir nicht schaden. Ich war dem Diabetes fast ein bißchen dankbar dafür, daß er mich auf meine Grenzen verwies. Ich war stolz auf mich, wie gut ich mit diesen Einschränkungen leben konnte. Gelobt war für mich, was hart machte. Ich habe fast bereitwillig auf alles verzichtet, was wegen des Diabetes ungünstig war. Nicht einmal Diätsüßigkeiten habe ich die ersten Jahre gegessen. Ich wollte mir das Verlangen nach Süßigkeiten abtrainieren und hatte es eigentlich auch geschafft. Mit dieser Bescheidenheit fühlte ich mich gut, glaubte anderen demonstrieren zu müssen, was man an Einschränkungen verkraften kann, ohne sich darüber aufzuregen.

Als ich 1986 mein erstes Buch zu den seelischen Aspekten des Diabetes schrieb, hatte ich fünf Jahre Diabetes. Ich hatte den Eindruck, ich wüßte nun, wie es einem mit dem Diabetes seelisch ergehen kann und wie man Probleme im Leben mit dem Diabetes vermeidet. Wenn ich das heute nach bald 20 Jahren Diabetes lese, muß ich schmunzeln, etwa wie man im Alter über Jugendsünden schmunzelt. Ich bin mit meinem Diabetes älter geworden, und manche meiner Auffassungen haben sich sehr gewandelt. Heute geht mir der Diabetes ab und zu reichlich auf die Nerven, was ich mir früher gar nicht vorstellen konnte.

Im Laufe der Zeit ist für mich wieder mehr in den Vordergrund getreten, wie schön und wichtig es ist, möglichst vieles zu genießen. Da ist erst einmal das Essen, aber auch die Spontaneität im Alltag überhaupt. Mal ohne Vorplanung eine Runde zu laufen, mal ganz früh oder ganz spät ins Bett zu gehen, weil es Spaß macht, noch mit anderen zusammen zu bleiben. Und dabei stört der Diabetes oft, weil ich doch immer an ihn denke. Ich finde es nun viel wichtiger, möglichst die Genüsse, die das Leben bietet, auch als Mensch mit einem Diabetes auskosten zu können, sich nichts verbieten zu müssen, was das Leben reicher und schöner macht.

Beides ist richtig und wichtig: Genießen und sich bescheiden zu können, Freizeit und Arbeit, Lust und Verpflichtung zu erleben und zu akzeptieren, und in dieser Spannung zufrieden zu werden. Wie bekomme ich mit Diabetes beides unter einen Hut? Ich brauche dazu eine Diabetestherapie, die mir bei möglichst geringem Aufwand viele Freiräume schafft. Wo dann noch der Diabetes in Widerspruch gerät mit dem, was ich gerade tun will, muß ich mich entscheiden. Der Diabetes ist ein wichtiges Moment im Leben, aber nicht das einzige, von dem ich Entscheidungen abhängig mache. Und ich bin in dieser Entscheidung genauso frei wie jemand, der sich für das Rauchen entscheidet, obwohl er die Risiken kennt. Der Diabetes diktiert mir nichts, wenn ich mir nichts diktieren lassen will.

Wir haben gelernt, mit körperlichen Erkrankungen zum Arzt zu gehen, und uns bei seelischen Problemen meist allein durchzuwursteln. Psychotherapeutische Hilfe ist vielen Menschen immer noch verdächtig. Dabei wäre eine Hilfe oft genauso notwendig, um nicht einen Teil seines Lebens unglücklich zu sein, einfach weil man etwas falsch anpackt und nicht auf den Dreh kommt, wie man damit anders umgehen kann. Das Buch ist geschrieben für all diejenigen, die selbst dafür etwas tun wollen, mit dem Diabetes auch seelisch besser dran zu sein - oder die einfach nur Interesse an diesem Thema haben. Für Menschen, die nicht einfach abwarten wollen, bis es von allein besser wird. Der Schlüssel für alle Veränderungen ist ein aktives Erproben von Möglichkeiten im Denken und Handeln. Dabei kann Ihnen dieses Buch vielleicht helfen. Vieles kann man selbst tun, um besser mit dem Diabetes zu leben. Bei schwereren seelischen Problemen kann es sinnvoll sein, sich in einer Psychotherapie Unterstützung zu holen, wenn man allein die Veränderungen nicht schafft. Das neue Psychotherapeutengesetz gibt Ihnen die Möglichkeit, nun auch direkt mit einem psychologischen Psychotherapeuten eine Therapie zu vereinbaren, ohne vorher einen Arzt aufzusuchen.

Ich habe meine Überlegungen mit vielen Menschen diskutiert und danke allen, die mir auf diese Weise geholfen haben, meine Gedanken zu klären. Ich möchte Ihnen hilfreiche Sichtweisen und Möglichkeiten der Problemlösung anbieten, aber nur Sie selbst können herausfinden, ob Ihnen etwas genauso hilft wie es anderen geholfen hat. Das ist keine Frage von richtig und falsch oder von „Wer hat recht?". Ich wünsche mir, daß Sie beim Lesen viele Anregungen bekommen, Mut, Dinge einmal aus einer anderen Perspektive zu betrachten und etwas Neues zu probieren. Ich erwarte nicht, daß Sie mir in allen Betrachtungen zustimmen. Wenn Sie mit etwas gar nicht einverstanden sind, würde ich mich freuen, wenn Sie mir schreiben. Ich könnte Ihre Anregungen für eine Neuauflage berücksichtigen.

### Es ist nicht egal, welche Wörter wir benutzen

Ich möchte mit diesem Buch erwachsene Menschen mit Diabetes ansprechen, die für sich  Möglichkeiten suchen, mit ihrem Diabetes seelisch besser zurechtzukommen. Ich benutze die etwas geschraubte Sprechweise „Menschen mit Diabetes", weil dieser Begriff die Wirklichkeit am neutralsten beschreibt. Menschen mit Diabetes sind keine „Diabetiker", ebenso wie ein Mensch mit Allergien kein „Allergiker" ist. In der renommierten amerikanischen wissenschaftlichen Zeitschrift „Diabetes Care" ist es seit langem nicht mehr erlaubt, den Begriff „a diabetic" für einen Menschen mit Diabetes zu benutzen. Mit dieser Vereinfachung täte man nämlich so, als ob chronisch kranke Menschen allein mit der Erkrankung (sicher einem wichtigen Bestandteil ihrer Person) treffend beschrieben werden könnten. Aber schon der Diabetes ist von Person zu Person sehr verschieden. Es gibt viel mehr Unterschiede als Gemeinsamkeiten zwischen den betroffenen Menschen. In Selbsthilfegruppen spricht man daher heute meist von den „Betroffenen".
Als was bezeichnen Sie sich aufgrund Ihres Diabetes: als „krank", „behindert", „eingeschränkt" oder „bedingt gesund"? Argumente gibt es für jedes Etikett, und jedes führt zu anderen Gefühlen. So wird sich doch der Mensch, der sich mit dem Diabetes als „krank" beschreibt, im Durchschnitt schlechter fühlen als derjenige, der sich „bedingt gesund" nennt. Wir haben das in unserer Zusammenarbeit mit Rußland erlebt, wo die Kinder mit Diabetes aus sozialhistorischen Gründen (z.B. wegen der Rehabilitationsangebote) meist „unsere kranken Kinder" genannt werden. Damit entstehen

ganz andere Einschränkungen und Regeln für die Betroffenen als bei uns. Ich bevorzuge für mich den Begriff „behindert", weil ich bei „bedingt gesund" den Verdacht hege, ich wollte die Behinderung nicht richtig wahrhaben. Für mich ist es eine Behinderung, wenn ich bestimmte Dinge erst tue, nachdem ich den Blutzucker bestimmt habe. Oder wenn ich müde bin und noch nicht ins Bett gehe, weil ich das Nachtinsulin nicht gern vor 22 Uhr spritze. Überlegen Sie, als was Sie Ihren Diabetes am ehesten bezeichnen würden, und welche Vor- und Nachteile das hat.

Ein sprachliches Problem ist in einem Buch immer auch das Geschlecht. Für welchen Kompromiß habe ich mich entschieden? Da der Diabetes Frauen und Männer auf dieselbe Weise betrifft, meine ich in der Regel beide Geschlechter, auch wenn ich Sie nicht immer ausdrücklich als Leser und Leserinnen anspreche. Es wäre umständlich und kostete unnötigen Platz. Ich verwende als allgemeinen Begriff meist die männliche Form, es sei denn, ich spreche von Berufen - z.B. Diabetesberaterinnen - die überwiegend von Frauen ausgeübt werden. Bei den Blutzuckerwerten habe ich mich an die in den alten Bundesländern gebräuchliche Maßeinheit „mg/dl" gehalten. Ich habe nicht parallel „mMol/l" angegeben, weil das so umständlich ist. Es spielt im Buch sowieso keine große Rolle, und die meisten wissen, wie man es umrechnet. Ein Verzeichnis häufig verwendeter Abkürzungen findet sich auf Seite 228. Ich danke Sylvia Jung, daß sie alles noch einmal kritisch durchgesehen hat und mir wertvolle Verbesserungsvorschläge machte.

Ebenso danke ich für Anregungen und Kritik aller Leser, die mir die Möglichkeit gegeben haben, in der 2. Auflage Fehler zu korrigieren, besonders José Cárdene S.

Axel Hirsch                                    Hamburg 2001

# I. Einige Grundlagen des Lebens mit Diabetes

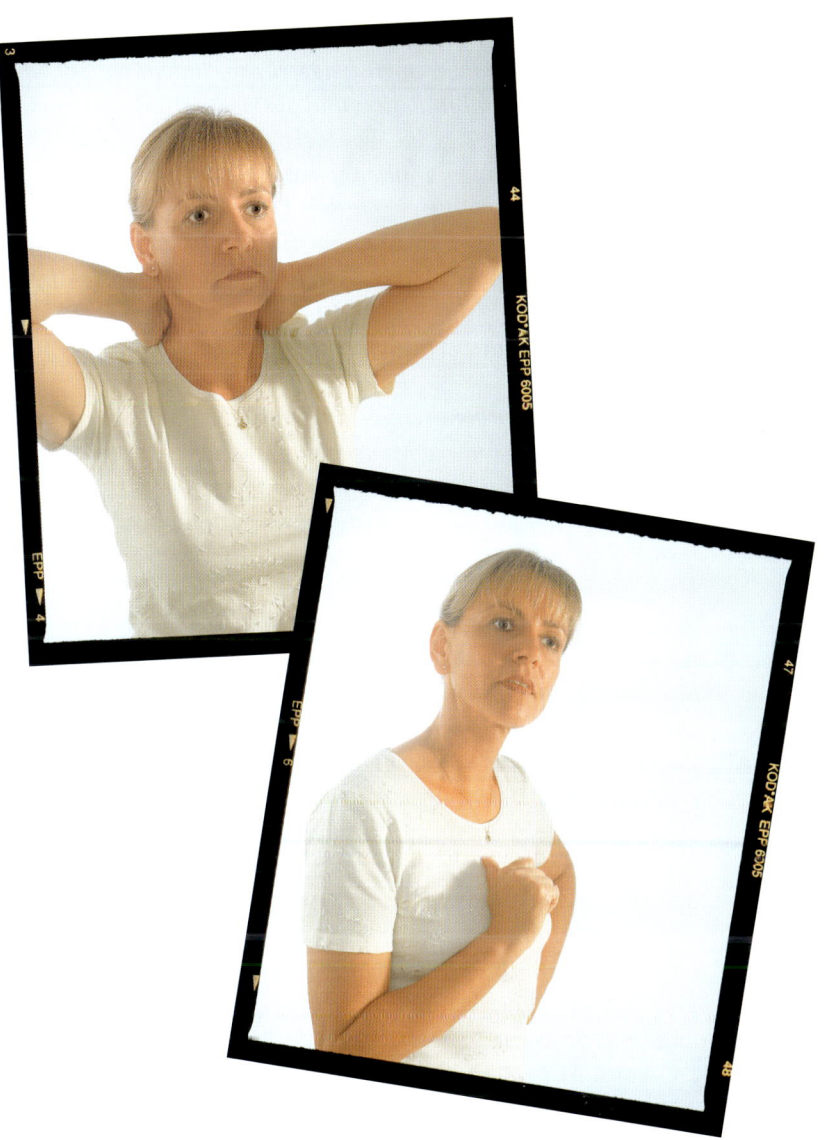

### Sonja

• • • • •

*Ich beginne mit der Geschichte von Sonja, in deren Leben mit dem Diabetes sehr vieles schiefgelaufen ist. Sonja hat seit 23 Jahren Diabetes, sie bekam ihn mit 12 Jahren. Ihre Mutter hat sie sehr behütet und ihr vermittelt, daß ihre Lebensmöglichkeiten durch die Krankheit sehr eingeschränkt würden. Auch Ärzte haben dazu beigetragen, indem sie auf ungünstige Prognosen hinwiesen und speziell darauf, daß Sonja wegen des Diabetes keine Partnerbeziehung eingehen und keine Familie gründen können würde. Deswegen hatte Sonja von klein auf eine Wut gegen den Diabetes, die auch heute noch besteht. Sie sagt, der Diabetes habe ihr das Leben versaut, und sie beneidet andere Menschen um ihre Gesundheit, um ihre Leistungsfähigkeit und um ihre sozialen Beziehungen. Sie selbst traut sich nicht mehr viel zu.*

*Immer wenn sie irgend etwas aufgrund des Diabetes anders machen sollte als andere Menschen, vor allem beim Essen, so hat sie dagegen innerlich revoltiert und sich nie richtig darauf eingelassen. So ist es ihr immer unerträglich gewesen, zu festen Zeiten regelmäßig zu essen. Als die Blutzuckerselbstkontrolle aufkam, hat sie es immer nur für kurze Zeit durchgehalten, regelmäßig zu testen. Der Blutzucker war ja sowieso immer viel zu hoch. Weil sie sich insgesamt dadurch wenig um den Blutzucker gekümmert hat, ist es im Laufe der Jahre zu Folgeerkrankungen an Augen und Nieren gekommen. Sonja erlebt das so, daß sie recht gehabt hat: mit dem Diabetes mußte es abwärts gehen, und die Folgeerkrankungen sind der Beweis. Heute zieht sie sich immer mehr zurück, ist oft traurig über ihr Schicksal und verfällt in Grübeln und Selbstmitleid. Engere Freunde hat sie nie gehabt, weil sie glaubte, andere würden an ihr sowieso kein Interesse haben. Wenn sie etwas Neues anfängt, so schmeißt sie es bei der kleinsten Hürde wieder hin, weil sie gar nichts mehr durchhält. Manchmal reichen schon ihre ständig wiederkehrenden Selbstzweifel dazu aus. Mit einem „Was soll das alles?" zieht sie sich dann auf sich selbst zurück.*

# Diabetes betrifft den ganzen Menschen

Können Sie Sonjas Geschichte nachvollziehen? Hat sie nicht aus ihrem persönlichen Blickwinkel ganz recht? Sonja hat immer wieder Ärzte gehabt, die viel für sie getan haben, und sie hat auch, leider erst sehr spät, psychotherapeutische Behandlungen wegen ihrer Depression bekommen. Viel zu lange spielten Drohungen in der Therapie die Hauptrolle. Alle diabetologischen Ärzte und Berater hatten es nicht geschafft, ihr auf einen anderen Kurs in ihrem Leben mit dem Diabetes zu helfen. Allein die Diabetestherapie wurde immer weiter technisch verbessert, ohne darauf zu achten, wozu Sonja in der Lage war. Schließlich war es sogar eine Insulinpumpe, die sie nach zwei Wochen wieder abgelegt hat. Sie konnte es gar nicht ertragen, nun noch mehr mit dem Diabetes konfrontiert zu sein. Vielleicht hätte eine Psychotherapie bereits im Jugendalter mehr ändern können als heute und die depressive Entwicklung verhindern können.

### Die körperliche Seite des Diabetes ist nicht alles

Sonjas Schicksal zeigt uns, daß die körperliche Seite des Diabetes nicht alles ist. Wenn der Diabetes immer wieder zu starken und unangenehmen Gefühlen führt, dann ist es nur schwer möglich, sich richtig um den Diabetes zu kümmern und ein aktives Leben zu führen. Viel zu spät wurde Sonja in einer Selbsttherapie nach ihren Bedürfnissen geschult. Heute, wo sie alles am Diabetes als Zumutung empfindet, kann sie erleichternde Informationen fast gar nicht mehr aufnehmen und umsetzen. Sie ist verbittert.

Daraus werden vor allem zwei Dinge klar:

17

> 1. Die Diabetestherapie muß von Anfang an von der Lebenssituation und den Bedürfnissen der Betroffenen ausgehen.
> 2. Die Betroffenen müssen früh das Handwerkszeug erlernen, den Alltag mit Diabetes selbst zu regeln.

**Bringen Sie immer wieder Ihre Bedürfnisse in die Gestaltung der Diabetestherapie ein.**

Wer nicht das Glück hat, bald nach Auftreten des Diabetes Ärzte und Berater zu finden, die ihm helfen, einen für ihn individuell möglichen Weg des Lebens mit dem Diabetes zu finden, hat später viel mehr Schwierigkeiten, sein Leben mit dem Diabetes positiv zu gestalten. Umgekehrt bedeutet es: Wenn Sie nicht immer wieder Ihre Bedürfnisse in die Gestaltung der Diabetestherapie einbringen - und dabei müssen Sie beharrlich sein und sich vielleicht Unterstützung holen - werden Sie keine Therapie finden, mit der Sie gut leben können.

**Am Anfang steht die Diagnose**

Denken Sie einmal zurück, wie es bei Ihnen angefangen hat. Vielleicht können Sie sich noch gut erinnern an den Tag, an dem Sie erfuhren: Sie haben Diabetes (Tafel 1/1).
Jeder Mensch reagiert anderes auf die Diagnose, weil er die Tatsache aufgrund seiner eigenen Lebenserfahrungen bewer-

**Tafel 1/1: Als ich erfahren habe, daß ich Diabetes habe**

- Was war das für eine Situation?
- Was waren die ersten Gefühle?
- Was glaubten Sie, müßten Sie jetzt alles wegen des Diabetes ändern?
- Welche Vorstellungen hatten Sie davon, wie das Leben weitergeht?
- War es mehr Hoffnung oder mehr Ratlosigkeit und Angst?

tet. Das geht von Erleichterung („Gott sei Dank nichts Schlimmeres." „Das werde ich schon schaffen.") bis hin zur Verzweiflung, wenn Sie sich ein Leben mit dem Diabetes und den erwarteten Einschränkungen gar nicht vorstellen können. Angst tritt fast immer auf, wie bei allen unbekannten Dingen, die uns drohen und gegen die wir noch nicht gewappnet sind. Es ist aber gar nicht so einfach, diese Gefühle richtig wahrzunehmen, ohne daß man mit anderen darüber spricht. Die meisten Menschen, besonders bei Typ 1, trifft es ganz unvorbereitet. Menschen mit Typ-2-Diabetes ahnen es manchmal schon, der Arzt hat vielleicht schon Andeutungen gemacht wegen erhöhter Blutzuckerwerte vorher. Und irgendwann fallen dann die Würfel, und es heißt: „Sie haben Diabetes, ab jetzt müssen Sie ständig auf ihren Blutzucker achten und dürfen nicht mehr..." Wie fanden Sie sich zurecht in Ihrem ersten Wirrwarr der Gefühle? Wie konnten Sie Ihre Ängste, Ihren Ärger und Ihre Bedrückung im Laufe der Zeit verringern?

Der erste Schreck vergeht meist von allein. Man merkt, daß man noch lebt, es normalisiert sich alles wieder, zu den Schreckensnachrichten kommen auch erfreulichere, z.B. daß doch nicht alles verboten ist. Nun kommt es darauf an, ob Ihnen jemand klar und konkret erklärt, was Sie brauchen, um mit dem Diabetes möglichst normal weiterleben zu können. Das ist das, was sich die meisten Betroffenen wünschen. Wenn Sie jetzt falsche oder unnötig bedrohliche Informationen bekommen, kann es für sie schwierig werden. Es gibt zwar auch Menschen, die ihr Leben mit dem Diabetes aus Angst völlig umkrempeln und damit zurechtkommen, aber das ist eine Minderheit.

Früher hat man in dieser Situation die Menschen mit ein paar groben Ratschlägen (Keinen Zucker mehr!), einer Therapieanordnung und evtl. vielen Broschüren nach Hause geschickt. Man dachte, die Betroffenen könnten sich so selbst fortbilden und mit dem Diabetes vertraut machen. Das ging schlecht und recht, die meisten haben dabei wichtige Tatsachen nicht

**Es kommt darauf an, daß Ihnen jemand klar und konkret erklärt, was Sie brauchen, um mit dem Diabetes möglichst normal weiterleben zu können.**

verstanden. Es blieb Unsicherheit, auch weil die Informationen oft widersprüchlich waren.

### Die Betroffenen in der Selbsttherapie „schulen"

Irgendwann war einigen Ärzten klar, daß es so nicht weitergehen kann. Sie begannen, die Betroffenen in der Selbsttherapie zu „schulen" (ein etwas unglücklicher Begriff, wie sich heute zeigt). In den Anfängen erfuhr man oft in einer Diabetesklinik durch Arztvorträge - in einem großen Hörsaal - was Diabetes ist und welche Folgeerkrankungen drohen. Hier sahen manche noch die berüchtigten Dias von schweren diabetesbedingten Fußerkrankungen. Man erfuhr weniger, was man genau tun muß, kaum etwas über eine Anpassung der Therapie an die Lebensumstände, auch nicht, was man in der Therapie selbst gestalten kann und sogar muß. Die Abhängigkeit vom Arzt war noch das vorherrschende Programm.

**Die ersten Diabetesschulungen waren durch Verbote geprägt.**

Die ersten Diabetesschulungen waren durch Verbote geprägt, auch wenn es manchmal freundlich verkleidet war oder der Diabetes sogar als besonderer Glücksfall für die Betroffenen dargestellt wurde („Sie werden jetzt gesünder essen als andere Menschen!"). Dabei hat sich damals niemand groß den Kopf darüber zerbrochen, ob diese Empfehlungen realisierbar oder ertragbar für die Betroffenen waren. Sie waren doch selbst schuld, wenn sie sich nicht daran hielten! Während von ärztlicher Seite immer wieder über die „Non-Compliance" der Betroffenen (So nannte man es, wenn sich Patienten nicht an die Anordnungen hielten.) lamentiert wurde, frage ich mich inzwischen umgekehrt, warum sich so viele Menschen diese Einmischung in ihre Entscheidungen gefallen ließen. Es ist doch wirklich Ihre eigene Sache, wie Sie essen, ob Sie Sport treiben oder wie oft Sie Ihren Blutzucker testen - Sie tragen doch auch selbst die Risiken!

Weil die Erfolge der Schulung großer Gruppen von Menschen mit Diabetes in Kliniken mäßig waren, entstanden strukturierte Schulungsprogramme für kleine Gruppen, die in ein oder zwei Wochen alles wichtige Wissen vermitteln und praktisch erproben. Die Erfolge sind viel besser. Anfangs hatten die Betroffenen auf das Schulungsprogramm noch keine Einflußmöglichkeiten, die Programme wurden vorgegeben.

## Betroffene brauchen ein offenes Ohr

Heute hat man an den meisten Orten verstanden, daß Betroffene nach der Diagnose zunächst ein offenes Ohr brauchen und Berater, die ihnen ehrlich die ersten persönlich bedeutsamen Fragen beantworten. In modernen Diabetesschulungen arbeiten Diabetesberaterinnen, die es gelernt haben zuzuhören, die sich in die Situation der Betroffenen hineinversetzen können. Was muß der Betroffene jetzt lernen, nachdem der Diabetes festgestellt wurde?

**Zuerst müssen alle Fragen der Betroffenen beantwortet werden.**

Ärzte und andere medizinisch orientierte Fachleute glaubten meist, nun müsse der Betroffene alles Wesentliche zum Diabetes - Wissen und Fertigkeiten zur Therapie - möglichst schnell kennenlernen, damit er sich wieder zurechtfindet und seine Angst wieder verringert. Es heißt dann zur Begründung oft: Wie soll denn der Betroffene sich in der Therapie entscheiden, wenn er nicht alles weiß? Psychologen haben darauf hingewiesen, daß sich die Schulung an den Gefühlen und der Aufnahmefähigkeit der Betroffenen orientieren muß. Wenn jemand z.B. die Tatsache, daß er Diabetes hat, überhaupt nicht ertragen kann und nicht wahrhaben will, dann hat eine ausführliche Schulung in diesem Moment wenig Sinn. Denn der Betroffene kann gar nichts aufnehmen, er denkt, es ginge nicht um ihn selbst, und jede Beschäftigung damit brächte ihn dem Unheil näher.

## Informationen verringern die Angst

Wahrscheinlich liegt die Wahrheit zwischen den beiden Positionen „sofort alles vermitteln" und „Information nur nach den Wünschen des Betroffenen". Die meisten Menschen möchten in diesem Moment alles Wichtige über den Diabetes erfahren, um ihre Angst zu reduzieren, und sie können es auch aufnehmen. Wenn sie in der Schulung Fragen stellen, vieles üben und sich mit anderen Betroffenen austauschen können, tritt meist schnell eine Beruhigung ein. Einige Betroffene brauchen mehr Zeit, um zunächst ihre Gefühle zu klären, sie können noch nicht viel aufnehmen. Dann wäre eine Schulung in Wissen und Fertigkeiten evtl. verfrüht. Es sind ausführlichere Gespräche über die Lebenssituation des Betroffenen, seine Gefühle, Ängste und Fragen notwendig, während zunächst mit einer einfachen Therapie begonnen werden kann. In einem solchen Fall sind bedrohliche Informationen, die früher reichlich gegeben wurden, fast immer kontraproduktiv. Man sollte niemandem Angst machen, um ihn zu einem Verhalten zu bringen, vor allem dann nicht, wenn er bereits Angst hat. Oder hat es Ihnen geholfen, wenn Ihnen jemand Angst gemacht hat? Wie haben Sie die ersten Schulungen erlebt? Wurden Ihre wichtigsten Fragen beantwortet, oder wurden Sie überfordert? Konnten Sie über Ihre Gefühle sprechen?

Ganz ohne Informationen sich längere Zeit nur mit den Gefühlen zu beschäftigen, ist meist nicht hilfreich. Denn die Betroffenen haben zum Teil ja deswegen so unangenehme Gefühle, weil sie so wenig über Diabetes wissen und sich schreckliche Vorstellungen machen. Deswegen sollten Berater wichtige Informationen anbieten. Ein Beispiel: Es kommen regelmäßig Patienten zu uns, die starke Ängste vor Unterzuckerungen haben. Angststörungen werden normalerweise psychotherapeutisch behandelt. Tatsächlich braucht am Ende nur etwa einer von fünf Betroffenen eine längere psychotherapeutische Begleitung zur Lösung des Problems. Die anderen vier können das Problem selbst lösen, weil sie über Unterzuckerungen neue Tatsachen gelernt haben. Vor allem hilft es ihnen, mit Unterstützung der Diabetesberaterinnen Unterzuckerungen in der Schulung praktisch zu erleben und zu er-

**Einige Betroffene können am Anfang keine Informationen aufnehmen.**

fahren, wie sie handhabbar sind. Die Angst zu verringern, wenn man ganz falsche Erwartungen darüber hat, was passieren kann, ist normalerweise nicht möglich.

### Wissen spielt für die Selbsttherapie eine große Rolle

Wissen spielt für die Selbsttherapie immer eine entscheidende Rolle. Also fangen wir einmal an mit einigen wichtigen Informationen über medizinische Aspekte des Diabetes. Wenn Sie sich auskennen, überschlagen Sie das folgende Kapitel.

# Die körperliche Seite

### Was ist Diabetes?

Diabetes ist eine Störung des Kohlenhydratstoffwechsels, die durch einen teilweisen oder völligen Mangel des Hormons Insulin entsteht, das von den Inselzellen der Bauchspeicheldrüse gebildet wird. Dies führt unbehandelt zu ständig erhöhten Blutzuckerspiegeln, die den Körper akut schädigen und die bei starkem Insulinmangel schnell zum Tod führen. Langfristig ergeben sich bei relativem Insulinmangel, z.B. auch bei einer unzureichenden Therapie, diabetesbedingte Folgeerkrankungen an Blutgefäßen und Nerven. Diabetes ist nicht heilbar, die Erkrankung schreitet mehr oder weniger schnell bis zum völligen Versagen der körpereigenen Insulinproduktion fort. Irgendwann auf diesem Weg, früher oder später, wird eine Insulintherapie notwendig, um zu überleben. Wer Diabetes hat, muß sich sein Leben lang darauf einstellen, mit der Krankheit zu leben.

Diabetes tritt in zwei verschiedenen Formen auf: als Typ-1-Diabetes (Kinder- und Jugenddiabetes) oder Typ-2-Diabetes (Erwachsenen- oder Altersdiabetes). Menschen mit einem Typ-1-Diabetes erkranken meist vor dem 40. Lebensjahr (größte Häufigkeit um das 11.-13. Lebensjahr), mit einem Typ-2-Diabetes nach dem 40. Lebensjahr (größte Häufung ab 60 Jahren mit zunehmender Häufigkeit). Menschen mit Typ-1-Diabetes brauchen wegen ihres starken Insulinmangels sehr schnell Insulin, während beim Typ 2 oft noch lange das körpereigene Insulin ausreicht und erst nach vielen Jahren Insulin benötigt wird.

Die Therapieziele für Menschen mit Diabetes haben sich mit dem wissenschaftlichen Fortschritt gewandelt. Immer geht es darum, aktuelle Probleme durch extreme Blutzuckerwerte zu verhindern (Vermeidung von Ketoazidosen und schweren Unterzuckerungen) und das Entstehen von sog. diabetesbedingten Folgeerkrankungen an Gefäßen und Nerven zu verzögern oder zu vermeiden. Der Erfolg dieser Bemühungen läßt sich vor allem am HbA$_{1c}$-Wert ablesen. Dieser Wert sagt aus, wieviel roter Blutfarbstoff sich in den letzten 2-3 Monaten fest mit dem (erhöhten) Blutzucker verbunden hat. Dies ist ein Anzeichen für das Ausmaß der im Körper ablaufenden, schädlichen Anlagerungen des überschüssigen Blutzuckers an das Gewebe. Der HbA$_{1c}$ ist wie ein Fenster in einem Bauzaun: Man kann ganz gut erkennen, ob hinter dem Zaun gebaut wird oder ob schon alles am Zusammenbrechen ist. Heute wird endlich auch als ein Ziel der Diabetestherapie gesehen, daß sich die Lebensqualität des Betroffenen möglichst wenig von der eines Nichtbetroffenen unterscheiden sollte. Der Betroffene soll Möglichkeiten lernen, mit denen er sich trotz Diabetes wohl fühlen kann. Die Ziele der Behandlung müssen nach Alter und Typ des Diabetes individuell präzisiert werden. Tafel 1/2 faßt diese Ziele zusammen.

## Typ-1-Diabetes

Wegen des unterschiedlichen Alters und der unterschiedlichen Therapie haben die beiden Diabetesformen für die Betroffenen eine ganz unterschiedliche Bedeutung. Wer vielleicht

- **gutes Wohlbefinden**
- **guter HbA$_{1c}$-Wert (möglichst nahe an der oberen Grenze von Menschen ohne Diabetes, das sind etwa 6%)**
- **keine Ketoazidosen (starke Überzuckerungen aufgrund Insulinmangel, die eine Krankenhausbehandlung erforderlich machen, sonst Lebensgefahr)**
- **keine schweren Unterzuckerungen mit Bewußtlosigkeit oder Krämpfen.**

**Tafel 1/2: Ziele der Diabetes-therapie**

mit 11 Jahren an Typ-1-Diabetes erkrankt, hat noch fast das ganze Leben vor sich. Die Krankheit ist eine Familienangelegenheit, und sie kann zwischen Kind, Geschwistern und Eltern zu vielfältigen Konflikten führen. Das Kind muß mit seinem Diabetes die Jugend durchleben, von den Eltern unabhängig werden, seine Berufsausbildung machen. Auch bei Partnersuche und Familiengründung spielt der Diabetes mit. Eine Frau mit Diabetes kann heute gesunde Kinder bekommen, aber dafür muß sie die Schwangerschaft planen und den Blutzucker in dieser Zeit sehr gut einstellen. Wer es bei einem Typ-1-Diabetes nicht schafft, seinen Blutzucker immer wieder möglichst normal zu halten, kann nach längerer Diabetesdauer von diabetesbedingten Folgeerkrankungen betroffen werden. Das sind vor allem Erkrankungen des Augenhintergrunds (mit der Gefahr der Erblindung), der Nieren (die zum Nierenversagen führen können) und der Nerven (an den Füßen und an inneren Organen).

**Wer es bei einem Typ-1-Diabetes nicht schafft, seinen Blutzucker immer wieder möglichst normal zu halten, kann nach längerer Diabetesdauer von diabetesbedingten Folgeerkrankungen betroffen werden.**

Für Menschen mit Typ-1-Diabetes ist es die ständige Beachtung des Diabetes in allen kleinen und großen Lebensfragen, die die Betroffenen belasten und bedrücken kann. Die Insulintherapie verlangte früher ein sehr geregeltes Leben: feste Aufsteh- und Zubettgehzeiten sowie nach Zeit und Menge festgelegte Mahlzeiten, was die Betroffenen immer etwas zu Sonderlingen machte. Bei jeder Mahlzeit mußten sie auf die Menge der darin enthaltenen Kohlenhydrate (KH) genau achten, um weder zu niedrige BZ-Werte (Unterzuckerung, Hypoglykämie = Hypo) noch zu hohe BZ-Werte (Überzuckerung, Hyperglykämie) zu bekommen. Eine Minderheit der Betroffenen, am wenigsten die Jugendlichen, schafften es, sich den vielen ärztlichen Anordnungen immer wieder zu unterwerfen. Sie mußten sich für den Diabetes abrackern und bekamen als Trost das vage Versprechen, ihre diabetesbedingten Folgeerkrankungen evtl. später in ihrem Leben zu bekommen. Es darf niemanden wundern, daß mit diesen Informationen ein Motiv, aus gesundheitlichen Gründen etwas für die Therapie zu tun, nur schwer zu erzeugen war.

Um so erstaunlicher ist es, daß trotzdem ein Teil der Betroffenen die Krankheit mit den ärztlichen Anforderungen annahmen und jahraus jahrein mit konstanter Disziplin ihren beruflichen und familiären Lebensweg gingen wie andere Menschen auch. Wenn der Mensch es will, kann er sich in eigener Verantwortung auf vieles einrichten und trotzdem Zufriedenheit erlangen. Diese Menschen haben ihr Leben so gestaltet, daß es mit dem Diabetes vereinbar war. Die Ärzte waren für sie die Diabetesexperten, und oft waren es gute Berater und Partner, die Betroffenen vertrauten ihnen und holten sich von ihnen Rat und Bestätigung. Aber einfach war das alles nicht.

**Trotz unsicherer Erfolgsaussichten haben Betroffene ärztliche Empfehlungen angenommen.**

Mit moderneren Formen der Diabetestherapie wurde es möglich, das Leben wieder normaler zu gestalten, sich von dem zeitlichen und ernährungsmäßigen Reglement zu befreien und in eigener Verantwortung den Stoffwechsel flexibel zu führen. Es ist heute möglich, den Blutzucker auf diese Weise weitgehend normal zu halten und damit Folgeerkrankungen weitgehend zu verhindern (Tafel 1/3). Für viele, die sich nicht an das regelmäßige Leben mit der konventionellen Therapie

- **regelmäßige Selbstkontrollen des Blutzuckers, um durch Korrekturen in Ernährung, Insulin und Bewegung längerfristig erhöhte Blutzuckerwerte vermeiden zu können**
- **selbständige Anpassung der Insulin- oder Tablettendosis auf die Bedingungen des Alltags**
- **ausreichende Kenntnisse, um aus den Blutzuckermessungen richtige Konsequenzen zu ziehen**
- **Durchführung regelmäßiger Routinekontrollen anhand des „Gesundheitspaß Diabetes" der Deutschen Diabetes Gesellschaft.**

**Tafel 1/3: Grundlagen der modernen Diabetes-Selbsttherapie**

gewöhnen konnten und wollten, bedeutete das ein großes Aufatmen.

Sehr bereitwillig übernahmen Betroffene mit Typ-1-Diabetes die Blutzuckerselbstkontrolle und die selbständige Insulinanpassung in Form von mehreren Spritzen pro Tag. Die Basis-Bolus-Therapie (BBT) und die Therapie mit der Insulinpumpe findet bei ihnen immer mehr Anhänger. Nach den bis dahin vorliegenden Untersuchungen zur Befolgung ärztlicher Regeln waren davon viele Ärzte überrascht, hatte man doch angenommen, daß eine Therapie um so weniger Anhänger findet, je komplizierter sie ist. Was man vergessen hatte dabei: Wenn eine Therapie dem Menschen dazu verhilft, sein Leben wieder freier und selbstverantwortlicher gestalten zu können, dann werden auch größere Therapieanstrengungen in Kauf genommen.

**Menschen mit einem Typ-1-Diabetes sollten möglichst normale HbA$_{1c}$-Werte erreichen.**

Der Mensch mit Typ-1-Diabetes sollte möglichst normale HbA$_{1c}$-Werte erreichen. Denn je höher der Wert über dem oberen Normalwert von etwa 6 % liegt, um so mehr erhöhen sich die Risiken für Schäden an den kleinen Blutgefäßen und Nerven. Es ist erstaunlich, wie eine immer größere Zahl von Betroffenen heute in eigener Verantwortung und sehr selbstverständlich immer wieder den Blutzucker mißt und mit Insulin korrigiert, um das Ziel eines möglichst normalen HbA$_{1c}$ zu erreichen.

### Typ-2-Diabetes

Ganz anders ist die Situation beim Typ-2-Diabetes. Ohne daß Beschwerden vorliegen, findet der Arzt zufällig erhöhte Blutzuckerwerte. Der Betroffene ist meist am Ende seines Arbeitslebens, die Kinder sind längst erwachsen, und er denkt an die Zeit, die er nach seinem Arbeitsleben verleben und genießen kann. Dieser Mensch hat einen festen Lebensrahmen mit vielen, fest etablierten Gewohnheiten in bezug auf Arbeit, Freizeit und Aktivitäten, Hobbies und Ernährung. Empfehlungen und Forderungen des Arztes, jetzt noch etwas an der Lebensweise zu verändern, haben eine ganz andere Bedeutung als für den jungen Menschen mit Diabetes. Aussagen wie „Was soll ich jetzt noch ändern? Das Leben ist bald vorbei." sind nicht selten zu hören. Und da der Typ-2-Diabetes oft zu keinen deutlichen, körperlichen Störungen führt, sind solche gewaltigen Umstellungen vom Betroffenen oft nicht einzusehen. Und sie sind oft auch nicht nötig. Der Arzt, der einem 70jährigen Menschen, der zum erstenmal erhöhte Blutzuckerwerte ohne weitere Komplikationen hat, zu großen Verzichtsleistungen auffordert, hat lange kein wissenschaftliches Buch mehr gelesen. Sonst wüßte er, daß dies für die Gesundheit dieses Menschen belanglos und daher reine Schikane ist.

**Ohne daß Beschwerden vorliegen, findet der Arzt zufällig erhöhte Blutzuckerwerte.**

Auch bei Typ-2-Diabetes gibt es eine Zahl von Betroffenen, die trotz aller Schwierigkeiten der Veränderung die Diabetesdiagnose zu einer Kurskorrektur für wichtige Lebensgewohnheiten nutzt. Sie beginnen, bewußt gesünder zu essen, verzichten vielleicht auf Zigaretten und Alkohol oder schränken den Konsum stark ein. Und einige fangen an zu wandern, gehen regelmäßig schwimmen oder treten in eine Seniorensportgruppe ein.

Für ältere Menschen mit einem Typ-2-Diabetes, die erst mit 70 Jahren oder noch später Diabetes bekommen, geht es vor allem darum, ständig sehr hohe Blutzuckerwerte zu vermeiden, um keine akuten Komplikationen durch den Diabetes, z.B. ständige Müdigkeit oder Erkrankungen an den Füßen, zu bekommen. Werden blutzuckersenkende Tabletten oder Insulin benötigt, so sollen diese den Blutzucker nur so weit normalisieren, daß der Betroffene frei von Beschwerden bleibt. Liegen die Werte nüchtern dauerhaft zwischen 150 und 200, so reicht dies meist aus, um das aktuelle Befinden zu verbessern. Für Menschen mit einem Typ-2-Diabetes unter 60 Jahren gelten heute praktisch dieselben Therapieziele wie bei Typ-1-Diabetes, weil sie ähnliche Risiken haben wie diese.

**Beim älteren Menschen mit Typ-2-Diabetes geht es vor allem darum, ständig sehr hohe Blutzuckerwerte zu vermeiden.**

29

## Prinzipien der Diabetesbehandlung

Ärzte sind für die Betroffenen die wichtigsten Ansprechpartner für die Diabetesbehandlung. Sie stellen fest, ob Diabetes vorliegt und leiten die notwendige Therapie ein. Sie überprüfen in regelmäßigen Abständen den körperlichen Zustand des Betroffenen, sowohl die aktuelle Stoffwechselsituation als auch in bezug auf Folgeerkrankungen, die sich möglicherweise entwickeln. In den letzten Jahrzehnten ist immer deutlicher geworden, daß Ärzten vor allem eine Aufgabe zufällt: den Betroffenen so weit zu schulen, daß er in der Lage ist, sich in normalen Alltagssituationen selbst helfen zu können.

**Die Betroffenen lernen in der Schulung, selbst auf notwendige Routinekontrollen zu achten.**

Die Betroffenen lernen in der Schulung, selbst auf notwendige Routinekontrollen zu achten. Dadurch bekommen sie den Diabetes und mögliche Konsequenzen in den Griff und können schnell auf Veränderungen reagieren. Sie lernen zu unterscheiden, wann sie ärztliche Hilfe benötigen und welche Probleme sie allein lösen können. Ein gut informierter Mensch mit einem Diabetes wird zu seinem eigenen Arzt, der nur bei schwierigen Problemen ab und zu seinen „Oberarzt" konsultieren muß.

Menschen mit Typ-1-Diabetes ohne Folgeerkrankungen gehen normalerweise alle paar Monate zum Arzt, um sich ihr Rezept für Insulin und Teststreifen zu holen, ihren $HbA_{1c}$-Wert bestimmen zu lassen, andere vierteljährliche Kontrollen (Blutdruck, Eiweiß im Urin) durchzuführen sowie aktuelle Probleme zu besprechen. Einmal im Jahr erfolgt eine Routineuntersuchung der Augen beim Augenarzt, und der Diabetesarzt - Internist oder Allgemeinmediziner - macht eine Blutuntersuchung, kontrolliert die Durchblutung, betrachtet die Füße und überprüft die Funktion der Nerven an den Füßen mit Hilfe einer Stimmgabel.

Bestehen bereits Folgeerkrankungen, so sind häufigere Untersuchungen notwendig, besonders bei Verletzungen oder Veränderungen an den Füßen.

Menschen mit Typ-2-Diabetes haben aufgrund ihres Alters meist neben dem Diabetes auch noch andere Erkrankungen, besonders an den großen Gefäßen, sowie einen Bluthochdruck, was häufigere Arztbesuche nötig macht. Für sie sind dieselben Routinekontrollen wie bei Typ-1-Diabetes sinnvoll, aber hinzu kommt die regelmäßige Kontrolle der großen Gefäße. Der erhöhte Blutdruck muß mit Medikamenten behandelt werden, wenn sich die gesundheitlichen Risiken nicht erhöhen sollen. Auch für Menschen mit Bluthochdruck gibt es inzwischen Schulungen, in denen sie lernen können, selbst auf ihren Blutdruck zu achten, die Therapie richtig durchzuführen und Gefahren rechtzeitig zu erkennen. Ältere Menschen mit einem Typ-2-Diabetes wollen oft keine BBT durchführen, bei der sie den Blutzucker durch regelmäßige Insulinanpassung selbst steuern können. Sie bevorzugen es, zweimal pro Tag feste Insulindosen zu spritzen (sog. konventionelle Insulintherapie). Für diese Menschen ist es sinnvoll, daß sie sich bei größeren Veränderungen im Blutzuckerspiegel Rat und Hilfe beim Arzt holen. Jüngere Menschen mit einem Typ-2-Diabetes, die für ihr Leben Flexibilität wünschen, machen heute immer öfter eine Form von Basis-Bolus-Therapie, bei der sie auch lernen, das Insulin nahrungsabhängig zu verändern.

### Typ-2-Diabetes und Übergewicht

Ein großes Problem ist beim Typ-2-Diabetes das Übergewicht. Bei Übergewicht braucht der Körper aufgrund der schlechteren Insulinansprechbarkeit mehr Insulin, und bei einer diabetischen Veranlagung reicht dann das Insulin, das die Bauchspeicheldrüse noch zusätzlich produzieren kann, irgendwann nicht mehr aus. Dann steigen die Blutzuckerwerte an. Wenn der Mensch es schafft abzunehmen (Er muß nicht sein Normalgewicht erreichen.), so „verschwindet" der Diabetes manchmal wieder. Auf jeden Fall ist der Betroffene dann leichter zu behandeln, weil er wieder insulinempfindlicher wird, so daß die Tabletten oder das Insulin besser wirken. Es ist aber besonders für ältere Menschen, die meist schon längere Zeit übergewichtig sind, ungemein schwer, ihr Gewicht zu normalisieren. Sie essen vielleicht schon sehr wenig, und trotzdem ist es noch zu viel.

**Es ist für ältere Menschen mit Typ-2-Diabetes ungemein schwer, ihr Gewicht zu normalisieren.**

Leider helfen viele Ärzte beim Problem „Übergewicht" nur wenig, außer daß sie an die Betroffenen appellieren und ihnen Vorwürfe machen. Wer wirklich abnehmen möchte, der findet heute gute Kursangebote bei Krankenkassen, Volkshochschulen oder Gesundheitsämtern. Man muß es richtig üben, sich anders zu ernähren und körperlich aktiver zu werden, und gemeinsam mit anderen ist es oft leichter (vgl. auch das Kapitel „Ich bin zu dick"). Trotzdem bleibt es auf längere Sicht schwierig. Kurze Diäten schaden mehr als sie nützen.

### Die sogenannte Diabeteseinstellung

**Regelmäßige, stationäre Aufenthalte zur „Diabetes-neueinstellung" haben heute weitgehend ihren Sinn verloren.**

Regelmäßige Krankenhaus- oder Kuraufenthalte „zur Diabeteseinstellung", die früher üblich waren, haben heute weitgehend ihren Sinn verloren, jedenfalls insofern es sich nur um den Diabetes handelt. Das mag manch einer bedauern, aber zu rechtfertigen ist es nicht mehr. Sie wollen sicher mit Ihrem Krankenkassenbeitrag auch nicht für andere Menschen teure Krankenhausaufenthalte bezahlen, die überflüssig sind. Natürlich steht auch einem Menschen mit Diabetes eine Kur zu, aber er braucht sie wegen des Diabetes normalerweise nicht häufiger als ein Nichtbetroffener, der sich einmal erholen muß.

Da der Diabetes das gesamte Leben, das Erleben und Handeln betrifft, können auch Probleme auftreten, die mehr die Seele als den Körper betreffen. Ärzte, die diabetische Kinder betreuen, arbeiten seit langer Zeit mit Psychologen zusammen, die bei familiären Problemen Rat und Hilfe, evtl. auch psychotherapeutische Unterstützung geben können. In jedem Alter kann es durch den Diabetes zu Krisen kommen, die eine psychotherapeutische Hilfe sinnvoll oder sogar notwendig machen. Das ist das Thema dieses Buches. Wie diese Hilfen bei einzelnen Problemen aussehen können, werde ich später darstellen.

### „Wie dumm, daß Diabetes nicht weh tut"

Wollen denn die Betroffenen überhaupt etwas über die Selbsttherapie lernen? Woher kommt die Kraft, die den Menschen mit Diabetes zur Therapie motiviert? In der Zeit, als die Betroffenen schlecht informiert wurden, machten sie natürlich viele Fehler, auch, weil sie oft gar nicht wußten, was richtig war. Und viele gaben in ihrer Therapie wieder mehr oder weniger auf, weil sie vieles nicht richtig verstanden. Sie gingen regelmäßig zum Arzt und ließen es zwischen den Arztterminen schlecht und recht laufen. Da gab es viel Unmut bei Ärzten über die Betroffenen, die sich vermeintlich nicht an die Anordnungen hielten. Ich glaube, daß der folgende Spruch aus dieser Zeit stammen muß: „Wie dumm, daß Diabetes nicht weh tut!" Diese Aussage hört man auch heute noch öfter von Ärzten, die sich darüber ärgern, daß die Betroffenen nach ihren eigenen Bedürfnissen handeln. Besonders die Menschen mit einem Typ-2-Diabetes sind gemeint, die ja tatsächlich von einer medizinisch unzureichenden Selbsttherapie kurzfristig nur wenig spüren.

Meine Damen und Herren Ärzte, meinen sie das wirklich ernst? Sie möchten gern, daß Menschen mit Diabetes mehr Schmerzen haben? Nach dem Motto: Wer nicht hören will, muß fühlen? Sind denn Menschen mit Diabetes hirnlose Wesen, die nur auf unangenehme Reize reagieren?

### „Hätte ich doch nur mehr darauf geachtet..."

Manchmal plappern das sogar Betroffene nach, wenn sie besonders gewissenhaft sind und es anderen neiden, daß diese sich wegen des Diabetes nicht so einschränken wie sie selbst. Menschen, die von Folgeerkrankungen betroffen sind, sind oft traurig darüber, daß sie nicht schon früher mehr für den Diabetes getan haben. Sie denken manchmal, daß alles anders gelaufen wäre, wenn es Schmerzen, einen ernsteren Hinweis oder mehr äußeren Druck gegeben hätte. „Wenn ich Schmerzen gehabt hätte, hätte ich mich vielleicht besser um meinen Diabetes gekümmert." Vielleicht. Längst nicht jeder Mensch, der Schmerzen verspürt, unterläßt sofort alles, was die Schmerzen verursacht oder aufrechterhält. Für das Handeln des Menschen ist viel entscheidender, was er über die Dinge denkt, welche Einstellungen er zu sich selbst, zu anderen Menschen und zur Umwelt hat. Sie werden wahrscheinlich meistens das tun, was Sie zur Zeit gerade für richtig halten. Wie Sie dies später sehen, können Sie normalerweise nicht wissen.

**Der Gedanke, daß Diabetes weh tun sollte, entstammt einem autoritären Menschenbild.**

Der Gedanke, daß Diabetes weh tun sollte, entstammt einem autoritären Menschenbild: Darin sind Menschen mit Diabetes dumm und träge, und sie tun nur etwas für ihre Gesundheit, wenn sie von klugen Menschen, Ärzten, Lehrern oder Philosophen dazu angeleitet werden. Da sie nicht folgsam sind, wünscht man ihnen Schmerzen als Antrieb. Aber die meisten Menschen sind nicht so dumm, daß sie sich nur nach ihren augenblicklichen körperlichen Beschwerden richten. Wer sehr überzeugt ist, mit einer bestimmten Lebensweise länger gesund zu bleiben, handelt danach. Sehr viele Handlungen, die wir im Alltag tun, wie das Beachten von Verkehrsregeln oder das Bevorzugen unbelasteter Nahrungsmittel, tun wir, weil wir vom Nutzen überzeugt sind, auch ohne Belohnung oder Bestrafung. Ich denke, wir brauchen die Schmerzen nicht, denn wir haben unseren Verstand, der Argumenten zugänglich ist. Wenn Ärzte und ihre Teams bereit sind, die Betroffenen vernünftig und umfassend zu informieren über den Diabetes, werden diese es genauso wie andere wichtige Informationen in ihrem Handeln berücksichtigen.

## Betroffene zur Behandlung motivieren?

Ein anderes Konzept, das ganz harmlos daherkommt, entstammt derselben Denkweise: die Idee, der Arzt oder die Diabetesberaterin müsse die Betroffenen zu einer besseren Diabetesbehandlung „motivieren". Auch das ist eine Idee, die Betroffene oft übernehmen. Sie kommen in die Diabetesschulung und geben als ihr Bedürfnis an, in der Schulung wieder motiviert zu werden. Aber wer hat sie denn motiviert, zur Schulung zu kommen? Meistens sie selbst. Was in der Diabetesschulung normalerweise passiert, ist, daß sich die Betroffenen selbst motivieren. Sie wollen etwas für eine bessere Selbsttherapie tun, konzentrieren sich auf den Diabetes, nehmen neue Informationen auf und geben sich dadurch selbst neuen Schwung. Sie suchen Unterstützung dabei, wie sie ihre eigenen Ziele wieder besser oder leichter erreichen können. Wer keine Lust hat, sich um den Diabetes zu kümmern, läßt sich nicht motivieren. Er wehrt sich gegen die Einmischung. Die Motivation eines Menschen kommt aus seinem Inneren und kann nicht aufgepfropft oder eingepflanzt werden. Nicht einmal bei Kindern funktioniert das! Es ist wohl möglich, einem Menschen Wege zu zeigen, wie er eigene Ziele besser erreichen kann, vielleicht auch, ihn durch neue Informationen von anderen Zielen zu überzeugen. Aber niemand würde sich längerfristig zu Zielen motivieren lassen, die er nicht auch selbst erreichen will.

> **Die Motivation eines Menschen kommt aus seinem Inneren und kann nicht aufgepfropft werden.**

## Therapie nach den Interessen der Betroffenen

Wenn Ärzte Menschen mit Diabetes als selbständig denkende und handelnde Menschen sehen, dann müssen sie zunächst die Bedürfnisse, Ziele und Motive der Betroffenen verstehen und akzeptieren. Sie müssen herausfinden, auf welche Weise dieser Mensch an seiner Gesundheit interessiert ist, um ihm dann mit ihrem Wissen dabei zu helfen, die eigenen Ziele zu erreichen. Sie sollten Betroffene dabei unterstützen, die eige-

35

nen Kräfte zu ihrem Wohl einzusetzen. Was das eigene Wohl ist, entscheidet jeder Betroffene selbst.

Moderne Schulungen, die sich an den Interessen der Betroffenen orientieren, versuchen das Grundwissen mit den individuellen Bedürfnissen zu integrieren. Der einzelne mit seinen Bedürfnissen und Wünschen kommt zu seinem Recht und gestaltet die Schulung mit. In kleinen Gruppen, die für die Zeit der Schulung zusammenbleiben, werden auf der Grundlage der Wünsche der Teilnehmer die Möglichkeiten der Therapie besprochen und ausprobiert. Die Betroffenen können dann selbst entscheiden, welche Therapie sie für sich wünschen.

# Sich über den Diabetes informieren

Eine gute Selbstbehandlung des Diabetes ist ohne fundierte Kenntnisse über den Diabetes nicht möglich. Zusätzlich muß man noch über die Besonderheiten des eigenen Diabetes Bescheid wissen. Die genaue Kenntnis von Gefahren und Risiken sowie den im Gefahrenfall zu ergreifenden Maßnahmen ermöglichen es, mit Diabetes weitgehend ohne Angst zu leben. Denn Angst entsteht vor allem bei Ungewißheit und Unsicherheit, was zu tun ist. Hat man selbst nur wenige Kenntnisse, so ist man auf andere Menschen, bei Diabetes vor allem auf Ärzte, angewiesen.

**Angst entsteht vor allem bei Ungewißheit und Unsicherheit, was zu tun ist.**

In der Anfangsphase des Diabetes gibt es keine vernünftige Alternative dazu, sich in die Verantwortung von Ärzten zu begeben. Diese Abhängigkeit sollte aber bald abgebaut werden, weil der Betroffene im Alltag viele Dinge allein entscheiden muß. Er braucht den Arzt darum nicht mehr zu behelligen, der dies auch zeitlich gar nicht leisten könnte. Der Mensch mit Diabetes sollte für Routineprobleme selbst die Verantwortung übernehmen, wenn er gut mit seinem Diabetes leben will. Wenn er seinen Diabetes genau beobachtet, so kann er sich selbst bald besser helfen, als es der Arzt könnte. Ärzte haben zwar Allgemeinwissen über den Diabetes, aber sie können nicht alle Besonderheiten des einzelnen Betroffenen erfassen, weil dies sehr viel Zeit kostet. Die beste Möglichkeit für Betroffene, alles Wesentliche schnell zu lernen, sowohl in der Theorie wie auch in der Praxis, bietet eine gute Diabetesschulung.

Was macht es schwer, das notwendige Wissen über den Diabetes zu erlernen? Einmal kostet es Zeit und gedankliche Mühen, gute Kenntnisse über den Diabetes zu erwerben. So sagen einige, sie hätten die Zeit nicht und sie fürchten, sie würden das alles nicht verstehen. Meist haben sie noch keine

Vorstellung davon, was es bedeutet, gut über den eigenen Diabetes Bescheid zu wissen.

### Wissen macht unabhängig

Wem klar ist, daß er damit unabhängiger vom Arzt wird, daß er den Diabetes in eigener Verantwortung besser behandeln und dabei viel Freiraum zurückgewinnen kann, der wird nicht mehr lange zögern. Vieles im Leben ist schwierig, und trotzdem tun und lernen wir es, wenn wir es für wichtig halten. Man muß ja nicht alles über den Diabetes sofort verstehen, man kann sich dafür Zeit lassen und alles in Ruhe immer wieder ausprobieren. Wer dabei gar keine Geduld hat, fängt erst gar nicht an. Wenn es um Wissen geht und wenn man weiß, daß es Zeit brauchen wird, alles zu verdauen, gibt es aus diesen Überlegungen eigentlich nur eine Konsequenz: irgendwo anfangen, und zwar gleich. Inzwischen gibt es so viele gute Materialien über den Diabetes, daß man nicht einmal lange zu suchen braucht.

Wenn ich zurückblicke, kann ich mir kaum noch vorstellen, wie viele Mühen es mich gekostet hat, mein Diabeteswissen, das mir jetzt einfach und klar gegliedert erscheint, zu erwerben. Dabei hatte ich sogar sehr gute Voraussetzungen: Leben in einer Großstadt mit ihren vielen Informationsmöglichkeiten, verschiedene gute Ärzte, mehrere Bücher gleich nach der Entdeckung meines Diabetes. Trotzdem weiß ich noch genau, wie ich bei einigen Fragen, die sich mir stellten, gegrübelt und überall nach Antworten gesucht habe, ohne sie zu finden.

Manche Fehler habe ich eine ganze Zeitlang beibehalten (z. B. einen Monat lang beim Harnzuckertest die Zeit falsch gemessen). Sicherheit im Wissen habe ich erst durch Gespräche im Deutschen Diabetiker-Bund erworben, den ich leider erst nach einem Jahr entdeckte. Alles in allem hat meine „Zeit ohne Durchblick" bestimmt ein Jahr gedauert. Heute, wo es viel mehr Schulungsangebote gibt - in Hamburg gab es damals so etwas noch nicht -, kann man diese Zeit der Unsicherheit und des Herumratens wesentlich abkürzen.

Für den allgemeinen Wissenserwerb gibt es mehrere Stationen, die Betroffene typischerweise anlaufen:

Der Arzt: Er erklärt die grundlegenden Prinzipien, gibt Informationsmaterial mit, überwacht die erste Einstellung. Fragen des Betroffenen wird er, so gut er kann, beantworten. Aber es gibt nur wenige Ärzte, die Experten auf dem Gebiet des Diabetes sind. Der Arzt ist auch überfordert mit einer psychologischen Beratung oder Therapie, denn das hat er normalerweise nicht gelernt. Eine Hilfe bei Problemen mit der psychischen Bewältigung des Diabetes kann man bei Ärzten allenfalls von einem Arzt mit psychotherapeutischer Ausbildung erhoffen (oder von einem „Naturtalent" in psychologischer Beratung).

Es ist schwierig, einen Arzt zu finden, der sich mit Diabetes gut auskennt, weil es keinen Facharzt für Diabetes wie in der früheren DDR gibt. Der Facharzt, der am ehesten spezialisiert ist auf Diabetes, ist der Internist oder der Endokrinologe. Aber auch manche Allgemeinärzte wissen gut Bescheid. Als spezielle Qualifikation gibt es bisher nur den Titel „Diabetologe/Diabetologin DDG", der aber nicht offiziell geführt werden darf. Ein Arzt, der dieses Zertifikat der Deutschen Diabetes-Gesellschaft erworben hat, hat eine Fortbildung zur Diabetestherapie absolviert. Sie können Ihren Arzt danach fragen, ob er diesen Kurs mitgemacht hat.

Es gibt in allen Bundesländern „Diabetes-Schwerpunktpraxen", die spezielle Verträge mit den Kassen geschlossen haben und die bestimmte Behandlungsangebote für Menschen mit Diabetes anbieten müssen. Diese Ärzte sind immer auch „Diabetologen DDG". Für die Betroffenen ist diese Entwicklung eine große Hilfe, denn diese Ärzte wissen sehr viel mehr über Diabetes als ein nicht spezialisierter Arzt. Die Namen dieser Praxen können sie von der Kassenärztlichen Vereinigung Ihrer Region oder auch von Ihrer Krankenkasse erfragen.

**Ärzte sind für Diabetesfragen die ersten Ansprechpartner.**

39

Die Diabetesschulung: Eine Schulung ist ähnlich wie ein Kursus. Sie besteht in der Regel aus einer festen Abfolge von Unterrichts- und Übungsstunden, die man in einer festen Gruppe von 5 bis 15 Betroffenen gemeinsam durchläuft. Die Schulung betrifft alle wesentlichen Bereiche, die man für das Leben mit dem Diabetes braucht. Was wichtig ist, hängt natürlich von der Art des Diabetes ab, besonders davon, ob man Insulin spritzt. Deswegen gibt es auch unterschiedliche Schulungen: Für Betroffene ohne Insulinbehandlung wurde z.B. eine Schulung bei niedergelassenen Ärzten entwickelt, die über 4 Doppelstunden - meist eine pro Woche - läuft. Themen dieser Schulung sind vor allem die gesunde Ernährung, die Harnzuckerselbstkontrolle und die Fußpflege. Für Menschen, die ihren Diabetes mit Insulin behandeln, gibt es verschiedene andere ambulante Schulungen in Schwerpunktpraxen. Für Menschen, die einen Typ-1-Diabetes oder die besondere Probleme in der Insulinbehandlung haben, ist eine stationäre Schulung über ein oder zwei Wochen in einer Diabetes-Schulungsstation empfehlenswert, die von der „Arbeitsgemeinschaft strukturierte Diabetesbehandlung der Deutschen Diabetes-Gesellschaft (ASD)" anerkannt ist. Es gibt über hundert solcher Schulungsstationen, und weitere kommen hinzu. (Fragen Sie beim Diabetikerbund, beim ASD - Adresse im Anhang - oder in der Schulungsstation selbst nach.)

In einer strukturierten Schulung hat man Unterricht (daher der Name „Schulung"), Gruppengespräche und viele praktische Übungen über Themen wie:

Was ist Diabetes? Selbstkontrolle. Unterzuckerung. Insulinwirkung. Spritztechnik. Insulindosisanpassung. Ernährung. Diabetes und Sport. Fußpflege. Diabetes und Partnerschaft. Folgeerkrankungen des Diabetes. Sozialrechtliche Fragen bei Diabetes. Probleme mit dem Diabetes im Alltag.

Dabei lernt man seinen Diabetes sehr schnell kennen. Eine Schulung ist vergleichbar mit einer Fahrschule. Man erwirbt die Fähigkeit und Berechtigung, den Diabetes anschließend selber zu steuern. Die wichtigste Person im Schulungsteam

**Die Schulung betrifft alle Bereiche, die man für das Leben mit dem Diabetes braucht.**

ist normalerweise die Diabetesberaterin (DDG) - in Arztpra-
xen die Diabetesassistentin (DDG) - denn sie haben in einer
Zusatzausbildung der Deutschen Diabetes-Gesellschaft alles
Wichtige für den praktischen Umgang mit dem Diabetes gelernt.

Der Aufenthalt in einer Station, die eine strukturierte
Diabetesbehandlung stationär anbietet, dient vor allem der
Schulung. Die Schulung beginnt am ersten Tag, am letzten
Schulungstag verläßt man die Station wieder. Während des
Aufenthalts ermitteln die Ärzte gleichzeitig den derzeitigen
Insulinbedarf und legen gemeinsam mit den Betroffenen eine
geeignete Insulintherapie fest. Außerdem wird der Gesund-
heitszustand des Betroffenen geprüft, besonders in bezug auf
diabetesbedingte Folgeerkrankungen, und es wird ein
Therapieplan für zusätzliche Erkrankungen erstellt.

**Strukturierte Schulung läuft nach einem festen Programm.**

Literatur (Broschüren, Zeitschriften, Zeitungsartikel, Bücher):
Die Verbände der Betroffenen, Apotheken und viele Arznei-
mittelhersteller vergeben z. T. sehr gute Broschüren über den
Diabetes allgemein und über spezielle Aspekte. Es ist nicht
immer alles auf dem neuesten Stand (Erscheinungsdatum
beachten!), aber irgendwann arbeitet sich der Betroffene durch
neuere Literatur oder andere Informationsquellen vor. Wenn
man schon ein bißchen weiß, ist das Diabetes-Journal eine
hervorragende Informationsquelle. Zeitschriften für Betroffene, die gute und aktuelle Informationen bieten, werden von
den Verbänden der Betroffenen herausgegeben (siehe Anhang).
Über neue Forschungsergebnisse berichten auch Artikel in
Tageszeitungen und Illustrierten (Die Boulevardpresse eignet
sich nicht). Etwas Vorsicht ist dabei geboten, vor allem bei
Neuigkeiten, die allzu schnell verbreitet werden, ohne richtig
geprüft zu sein (z.B. der angebliche Blutzuckertest ohne Blutentnahme: Er liegt leider immer noch in weiter Ferne, obwohl viele den Ankündigungen geglaubt hatten, er werde 1991
auf den Markt kommen).

Für einen ersten Gesamtüberblick nützlich sind Bücher von
Ärzten, die zur Aufklärung der Betroffenen geschrieben wur-

41

den. Aber Vorsicht: Ohne Schulung versteht man in solchen Büchern am Anfang leicht etwas falsch. Da in jedem Buch bestimmte Aspekte gut, andere dagegen weniger gut abgehandelt werden, ist es besser, mehrere Bücher zu lesen. Eine Warnung: Nicht jeder, der über Diabetes schreibt, kennt sich aus. Einige schwarze Schafe wollen vor allem ein Geschäft machen und z. B. Nahrungsmittel, deren Wirkung auf den Diabetes nicht wissenschaftlich geprüft wurde (und die in der Regel gleich Null ist) an den Mann bringen. Die wesentlichen gesicherten Erkenntnisse zum Diabetes wurden - das steht  für mich beim Diabetes außer jedem Zweifel - von Schulmedizinern erarbeitet, die sich in Deutschland in der Deutschen Diabetes-Gesellschaft (DDG) zusammengeschlossen haben. Das Sicherste ist es deshalb, sich in Büchern zu orientieren, die von Fachärzten für Stoffwechselkrankheiten oder von Internisten geschrieben wurden, die sich besonders gut mit dem Diabetes auskennen. Sonst wird es nichts mit dem Überblick. Schauen Sie sich am besten in einem größeren Buchladen mehrere Bücher an, und entscheiden Sie erst dann, ob Sie eines davon kaufen wollen.

**Die wesentlichen gesicherten Erkenntnisse über Diabetes wurden von der Schulmedizin erarbeitet.**

Etwas anderes ist es mit Broschüren und Zeitschriften von Selbsthilfegruppen: Dort schreiben Experten in eigener Sache, und man bekommt viele wichtige Tips. Etwas Vorsicht ist hier geboten: Manchmal schreiben auch Betroffene etwas, die ein eigenes „System" entwickelt haben, das sie für das Ei des Kolumbus halten, das aber einer kritischen Prüfung nicht standhält. Am besten fragt man in einer Selbsthilfegruppe oder bei einem Arzt nach.

**Die Selbsthilfegruppe hilft bei Startschwierigkeiten und bei Problemen.**

Die Selbsthilfegruppe: Um im diabetischen Wissen wirklich sicher zu werden, hilft dem Betroffenen die Mitarbeit in einer Selbsthilfegruppe, zumindest bei Startschwierigkeiten und bei der Bewältigung von Komplikationen. Das liegt daran, daß man hier mit erfahrenen Betroffenen regelmäßig im Gespräch sein kann. Die Mitglieder in Selbsthilfegruppen sind wesentlich besser informiert als der Durchschnitts-Mensch mit Diabetes. Eine gute Selbsthilfegruppe vermittelt auch

Zugänge zum Wissen (Artikel, Vorträge, Seminare), die man evtl. anders nur schwer findet.

Hat man die Grundlagen verstanden, entwickeln sich Überblick und Sicherheit mit jeder neuen Information weiter. Grundlegend ist es zu wissen, daß es keine Heilung des Diabetes gibt, was für Therapiemöglichkeiten es gibt und wie man die Therapie selbst gestalten und kontrollieren kann. Was am Anfang schwer zu verstehen ist: daß jede Lösung beim Diabetes ein Kompromiß von mehreren Möglichkeiten ist, die alle ihre Vor- und Nachteile haben. Irgendwann erkennen die meisten Betroffenen, daß sie nun das Wesentliche erfaßt haben und daß es sich nicht lohnt, jede weitere kleine Neuigkeit weiterzuverfolgen. Wer länger Diabetes hat, weiß es: Es gibt viele kleine Erleichterungen, aber selten etwas wirklich Großartiges. Es geht nun vor allem darum, die Therapie in allen Lebenslagen zu erproben und auszuloten. Ähnlich wie beim Auto fahren: Wenn man weiß wie man fährt, probiert man viele Strecken und Geschwindigkeiten. Man studiert normalerweise nicht die Technik der Motoren oder Konstruktionspläne von Energiesparautos.

Wenn man noch unsicher ist, kann man sich in den Informationen über Diabetes verlaufen. Man denkt, man könnte etwas Wichtiges verpassen, weiß aber nicht, was das sein könnte. Manche Menschen, die sich sehr ausgiebig über lange Zeit mit ihrem Diabetes beschäftigen, sind immer wieder auf der Suche nach der optimalen Lösung. Aber es gibt nur Kompromisse. Immer weiter zu suchen, kann unruhig und unzufrieden machen. Der Wissensdurst der Betroffenen sollte offen und nicht zwanghaft sein (vgl. das Kap. „Zwänge"). Überprüfen Sie einmal bei sich selbst, wie Sie an Neuigkeiten herangehen. Wie gehen Sie damit um, daß es immer wieder neue Erkenntnisse zum Diabetes gibt? Haben Sie Angst, etwas zu verpassen? Sind Sie neugierig auf die Forschung? Oder kommen Sie aus dem Suchen nicht heraus?

Ich denke, dies Buch wird nicht das erste sein, was Sie über Diabetes lesen. Sie wissen sicher schon eine ganze Menge

**Suchen Sie nicht zu lange nach einer optimalen Lösung, denn es gibt nur Kompromisse in der Diabetestherapie.**

über den Diabetes. Sie wissen auch, vielleicht von sich selbst, daß man eine ganze Menge Irrtümer und Denkfehler beim Diabetes machen kann. Ich biete Ihnen jetzt eine kleine Denksportaufgabe für Menschen mit Diabetes an. Ich habe drei Aussagen notiert, die ich gelegentlich von Betroffenen höre. Lesen Sie sie sich durch und versuchen Sie, die Befürchtung des Betroffenen mit Sachinformationen zu zerstreuen. Die Auflösungen dazu finden Sie im Anhang.

**Tafel 1/4: Was sagen Sie zu diesen Behauptungen?**

1. **Wenn der Insulinbedarf steigt, ist das ein schlechtes Zeichen. Man muß versuchen, ihn niedrig zu halten.**
2. **Wer einmal Insulin nimmt, muß dabei bleiben. Deswegen ist es am besten, dies hinauszuzögern.**
3. **Wer mit weniger Spritzen auskommt, ist besser dran. Also soll man es möglichst lange mit einer Spritze versuchen.**

**Können Sie den Ahnungslosen aufklären, der so denkt?**

## Wissen für die Selbsttherapie: Selbstkontrolle

Wer bewußt mit dem Diabetes leben will und selbst entscheiden will, was er für den Diabetes tut, macht regelmäßig Selbstkontrollen. Vor allem der Blutzuckerwert ist eine Information, die man im Alltag immer wieder braucht, um seine Ziele verfolgen zu können und dabei durch den Diabetes nicht behindert zu werden. Dies gilt besonders für Menschen, die ihren Diabetes mit Insulin behandeln. Nur der Blutzuckertest gibt eine präzise Information, wie hoch der BZ zu einer bestimmten Zeit ist. Ohne den Blutzuckerwert weiß man bei

BBT nicht, wieviel Korrekturinsulin man zur Mahlzeit braucht, um den BZ wieder in den Zielbereich zu bringen.

Wegen der Kosten für die Streifen, aber auch, um sich selber nicht verrückt zu machen, sollte man ökonomisch testen, d.h. vor allem dann, wenn man mit Insulin den BZ korrigieren möchte. In der Regel tut man dies nur vor den Hauptmahlzeiten. Außer in der Schwangerschaft und in besonderen Situationen reichen 4-6 Tests pro Tag auch für die Menschen, die ihr Insulin an die Mahlzeiten anpassen. Damit lassen sich die Fragen auf Tafel 1/5 gut beantworten. Wie man das genau macht, lernt man in einer Schulung.

**Für die Insulinanpassung reichen 4-6 Tests pro Tag (außer in der Schwangerschaft).**

- **Morgens: Was muß ich jetzt spritzen, um einen evtl. zu hohen BZ zu normalisieren? Ist der BZ so hoch, daß ich sicherheitshalber den Arzt anrufen sollte?**
- **Vor den Mahlzeiten (bei BBT): Was muß ich jetzt spritzen, um den BZ zu normalisieren?**
- **Nach den Mahlzeiten: Steigt der BZ nach dem Essen zu hoch an? (Das ist aber nicht so wichtig, weil der Wert dann meist wieder von allein sinkt.)**
- **In kritischen Situationen hilft der Blutzucker, um kurzfristig entscheiden zu können, was jetzt zu tun ist (in bezug auf Bewegung, Essen oder Spritzen).**
- **Nach Aufnahme von Traubenzucker gibt der Testwert an, ob wirklich gerade eine Unterzuckerung vorgelegen hat.**

**Tafel 1/5: Schlußfolgerungen aus gemessenen BZ-Werten**

Mit regelmäßigen Blutzuckertests läßt sich eine gute Blutzuckereinstellung erreichen. Wer nur zweimal spritzt und sehr regelmäßig lebt, kann evtl. auch schon mit zwei Tests eine befriedigende Stoffwechsellage erreichen. Bei Therapien, bei denen der Diabetes nur mit Tabletten behandelt wird, kann man evtl. ganz auf Blutzuckertests verzichten. Andererseits wird jemand, der nicht regelmäßig testet, nicht so leicht die Grundregeln herausbekommen, nach denen seine Blutzuckerwerte verlaufen. Er sollte sich vom Arzt bei der Veränderung der Medikamentendosis helfen lassen, wenn die Werte tagelang schlecht sind. Denn man sollte nur dann selbst seine Therapie verändern, wenn man regelmäßig testet und dadurch die wichtigsten Regeln seines Diabetes kennt. Ganz ohne Selbstkontrolle ist weder eine gute Selbstbehandlung noch ein Verständnis der körperlichen Vorgänge möglich.

**Es ist gut, über seinen Diabetes Bescheid zu wissen, aber alles bekommt man nicht heraus.**

Zu den Grundregeln des eigenen Diabetes gehören viele Einzelheiten. Sie sind auf Tafel 1/6 zusammengestellt. Alles werden Sie nicht über Ihren Diabetes herausbekommen, auch wenn Sie sich selbst genau beobachten. Sie müssen auch nicht alles herausbekommen, wenn Sie Ihre Sicherheit in der Therapie erreicht haben. Sie wissen vielleicht: Allzu viel ist meist ungesund, das gilt auch für die Selbstbeobachtung. Wenn Sie von Ihrem Diabetes grundlegende Zusammenhänge kennen, ist es auch einmal möglich, einen Test auszulassen, ohne die Einstellung zu gefährden. Tafel 1/6 soll Ihnen zeigen, wo es überall individuelle Unterschiede gibt und wo es sich lohnt, genauer hinzusehen.

1) Den ungefähren BZ-Verlauf bei durchschnitt-
   licher Ernährung und Insulindosierung:
   Tagesschwankungen im Insulinbedarf, Stabilität
   des BZ-Verlaufs gegenüber kleinen Veränderungen usw. Wer eine BBT durchführt, sollte
   seinen basalen Insulinbedarf kennen, den er
   benötigt, wenn er nichts ißt.

2) BZ-Veränderungen bei Abweichungen in der
   Kohlenhydratmenge und -art und darauf
   abgestimmte Insulinanpassungen (bei BBT:
   Wieviel Insulin brauche ich für eine BE abhängig
   von der Tageszeit?)

3) Wissen darüber, wie stark eine Einheit
   Normalinsulin den Blutzucker im Durchschnitt
   senkt

4) Das Ausmaß, in dem körperliche Aktivität den
   BZ senkt und dadurch notwendige
   Insulinreduzierungen oder Extra-Mahlzeiten

5) Individuelle Anzeichen für Unterzuckerungen

6) Individuelle Wirkung des Insulins abhängig von
   verschiedenen Spritzregionen (Bauch,
   Oberschenkel, Gesäß)

7) Auswirkungen von Ballaststoffen, Fett- und
   Eiweißgehalt einer Mahlzeit auf den BZ bei
   gleicher Anzahl von Broteinheiten

8) Ausmaß, in dem sich der BZ durch Streß
   verändert.

Tafel 1/6: Was man vom eigenen Blutzucker-stoffwechsel idealerweise wissen sollte

### Welche Teststreifen?

**Alle Blutzucker-
testgeräte
messen unge-
fähr gleich gut.**

Das wichtigste Werkzeug für die Selbstkontrolle sind Blut-
zucker- und Harnazeton-Teststreifen. Man findet seinen Testwert, indem man die Farbveränderungen der Teststreifen mit
den Farben auf dem Teströhrchen vergleicht. Beim Blutzuk-
ker sind elektronische Testgeräte gebräuchlich, in die man
die Teststreifen hineinsteckt und die dann digital den BZ-
Wert anzeigen. Harnazeton-Teststreifen sind wichtig, um bei
hohen Blutzuckerwerten abschätzen zu können, ob man wegen einer beginnenden Stoffwechselentgleisung mehr Insulin
benötigt. Das ist besonders vor Sport sehr wichtig, den man
bei viel Azeton leider erst einmal streichen muß.

Blutzuckerteststreifen mit Farbumschlag kann man visuell
kontrollieren, was bei den meisten Testgeräten heute nicht
mehr möglich ist. Alle Blutzuckertestgeräte messen ungefähr
gleich gut, wenn man die Bedingungen (Temperatur, Höhe
über dem Meeresspiegel, Feuchtigkeit) einigermaßen einhält.
Kein Gerät mißt wie ein Laborgerät, aber für die meisten
Entscheidungen braucht man keine größere Genauigkeit (Auf
weitere technische Details will ich hier nicht eingehen. Sie
finden sie in verschiedenen Artikeln und Büchern oder in Pro-
spekten von Versandhändlern; vgl. die Literaturempfehlungen
im Anhang.).

### Harnzuckertests

Wenn Sie einen Typ-2-Diabetes haben und noch keine Medikamente zur Blutzuckersenkung nehmen müssen, empfiehlt
Ihnen der Arzt vielleicht nur Harnzuckertests nach dem Essen. Mit dem Harnzuckertest kann man testen, ob der BZ
seit dem letzten Wasserlassen die Nierenschwelle - sie liegt
etwa bei 160-180 mg/dl Blutzucker - überschritten hat. Es ist
sehr einfach, sie müssen nur die Farbe des Teststreifens mit
den Farben auf der Packung vergleichen. Achtung: Der Harnzuckertest sagt nichts über den augenblicklichen Blutzucker,

sondern erlaubt es nur zu beurteilen, ob der Blutzucker seit dem letzten Wasserlassen die Nierenschwelle überschritten hat. In allen übrigen Fällen von Diabetes hat sich heute die mehrfache tägliche Testung des Blutzuckers bewährt.

In Zweifelsfällen kann man zu Testgeräten in einer Selbsthilfegruppe aktuelle Tips bekommen - auch im Internet (siehe im Anhang) - was gerade am Markt ist. Niedergelassene Ärzte sind zu einer kontinuierlichen Beobachtung und Begleitung beim Erlernen der Selbstkontrolle nach meinen Erfahrungen bisher selten in der Lage und bereit, dazu müssen Sie mindestens eine diabetologische Schwerpunktpraxis aufsuchen.

### Die Körperwahrnehmung für den Blutzucker ist sehr begrenzt

Man benötigt deswegen BZ-Teststreifen, weil der Mensch normalerweise keine Körperempfindung dafür hat, wie hoch sein BZ liegt, mit Ausnahme extrem niedriger oder extrem hoher Werte. Von anderen und mir selbst weiß ich z. B., daß man sich zwischen 200 und 300 wohl fühle, evtl. sogar besser als bei normalen BZ-Werten. Wegen der Gefahr von Folgeerkrankungen ist es aber wichtig, ob man im Durchschnitt einen BZ von 140 oder von 240 hat. Leider benötigt man für die Tests bis auf weiteres einen Blutstropfen. Man gewinnt ihn am einfachsten, indem man mit einer Lanzette, Kanüle oder einem Stechgerät seitlich in die Fingerbeere pikt. Mit etwas Übung hat man den Bogen schnell heraus. Wer die Finger schonen will, kann die Ohrläppchen nehmen, aber es ist viel umständlicher. Moderne Geräte benötigen nur einen winzigen Blutstropfen.

Manche Betroffene sagen von sich, sie würden es deutlich merken, z. B. an ihrer Müdigkeit, wenn sie über 250 lägen, und sie brauchten daher nicht zu testen. Mag sein. Aber vielleicht täuschen sie sich auch. Bevor man auf die Körpergefühle vertraut, sollte man immer mal wieder prüfen, ob sie verläßlich sind. Denn sonst kann man ziemliche Fehler machen. Wer sagt: „Ich kenne meinen Diabetes so gut, daß ich keine Testinstrumente brauche", überschätzt seine Möglichkeiten und kommt in die Gefahr, für seinen Diabetes Regeln anzuwenden, die nicht stimmen. Manche Betroffene, besonders Jugendliche, halten eine Zeitlang an einer solchen Vorstellung fest, um spontaner nach ihren Bedürfnissen leben zu können und sich nicht immerzu an den Diabetes anpassen zu müssen. Auf den Diabetes zu achten, wie er wirklich ist, bedeutet für sie Zwang und Sklaverei. So hindern sie sich aber selbst daran, ihren Diabetes kennenzulernen und in ihr Leben bewußt einzubeziehen. Sie wissen oder glauben noch nicht, daß es heute möglich ist, nach den eigenen Bedürfnissen zu leben und gleichzeitig auf den Diabetes zu achten.

**Die Wahrnehmung für den Blutzucker regelmäßig mit Tests überprüfen.**

Wer trotz meiner Skepsis glaubt, seine Blutzuckerwerte körperlich spüren zu können (nicht nur bei Unterzuckerungen, wo dies glücklicherweise die meisten Betroffenen merken), sollte zumindest immer wieder Stichproben zu verschiedenen Zeitpunkten machen, ob seine Schätzung mit dem gemessenen Wert übereinstimmt, und dies auch protokollieren, damit er seine Treffsicherheit über mehrere Werte besser abschätzen kann. Wenige Treffer können Zufall sein, und Zufälle sollte man nicht verallgemeinern.

## Unterzuckerungen

Ein wichtiges Beispiel für Fehlermöglichkeiten ist die Unterzuckerung: Kein Betroffener kann im voraus wissen, welche Anzeichen einer Unterzuckerung bei ihm besonders auffällig sind. Würde er bei den ersten Unterzuckerungen seine Körpergefühle nicht mit anschließenden Messungen vergleichen, liefe er Gefahr, Körpergefühle als Anzeichen für eine Hypo zu deuten, die in Wirklichkeit wenig damit zu tun haben, und tatsächliche Hypos evtl. nicht zu bemerken. Wenn er nach einigen Unterzuckerungen seine Symptome durch Vergleich mit Testwerten kennengelernt hat und herausbekommt, daß sie meist ähnlich sind, genügt es, in einer Hypo ausreichend Traubenzucker essen. Wenn man sich angewöhnt hat, immer zuerst den Blutzucker zu testen, kann es passieren, daß man den Test in einer Hypo gar nicht mehr durchführen kann, weil man zu sehr zittert oder wegen des Zuckermangels im Gehirn gar nicht mehr fähig ist, den Test durchzuführen. Dabei könnte man im ungünstigsten Fall auch bewußtlos werden.

**Bei Unter-
zuckerungs-
gefühlen erst
Traubenzucker
nehmen und
evtl. später
testen.**

### Veränderungen rechtzeitig bemerken

Weil sich der Diabetes verändert und weil sich auch der Insulinbedarf ändern kann, muß man die Regeln des eigenen Diabetes routinemäßig und bei wiederholten unerwarteten Schwankungen immer mal wieder überprüfen. Eine regelmäßige Selbstkontrolle, die systematisch ausgewertet wird, kann dies am besten leisten. Wer eine BBT durchführt, ist automatisch ständig auf dem neuesten Stand. Das allgemeinmenschliche Bedürfnis, einfache Regeln zu haben, die sich nicht verändern und die dadurch Sicherheit geben, kann dem Betroffenen einen Streich spielen. Man sollte mit Veränderungen von vornherein rechnen und sie durch Testen möglichst schnell herausbekommen, um Fehler nicht über längere Zeit beizubehalten.

Viele Betroffene tragen ihre Testergebnisse in ein Diabetestagebuch ein, weil sie sonst sehr schnell wieder vergessen werden. Wenn man regelmäßig testet, weiß man oft schon kurze Zeit später nicht mehr, wie der letzte Wert war. Besonders um Regeln über seinen Diabetes herauszufinden, ist ein Tagebuch sehr nützlich. Auch für das Gespräch mit dem Diabetesarzt kann das Tagebuch hilfreich sein. Die meisten Ärzte nehmen sich aber nicht genug Zeit, um anhand des Tagebuchs schwierige Blutzuckerverläufe aufzuklären.

**Ein Diabetes-
tagebuch kann
hilfreich sein.**

Wer das Tagebuch zur Routine werden läßt, hat es am einfachsten. Er protokolliert die Ergebnisse irgendwann ganz selbstverständlich, läßt sich davon gar nicht abbringen und

51

ist manchmal regelrecht unzufrieden, wenn er das Aufschreiben vergessen hat. Andere hören mit dem Protokoll auf, wenn sie wichtige Regeln kennen, nach denen ihr BZ verläuft. Wenn es unregelmäßiger wird, protokollieren sie wieder eine Zeitlang. Sind die neuen Regeln deutlich oder war es nur eine Störung, und die alten Regeln stimmen wieder, hören sie wieder auf. Es ist nichts gegen ein solches nur zeitweiliges Protokollieren einzuwenden. Denn das Protokollieren hat ja den Sinn, daraus evtl. Veränderungen in der Insulindosierung abzuleiten. Immer brav dasselbe vor sich hin zu protokollieren bringt nicht viel. Außer daß man vielleicht in den Aufzeichnungen Anhaltspunkte findet, wie bei einer Grippe der Insulinbedarf steigt. Auch wer z.B. herausfinden will, wie er sein Insulin bei Leistungssport dosieren muß, wird das ohne genaue Aufzeichnungen kaum schaffen.

**Vereinbaren Sie mit dem Arzt, was aus welchen Gründen protokolliert werden soll.**

Viele Ärzte drängen die Betroffenen, ein Tagebuch zu führen, und manche Betroffene bekommen ein schlechtes Gewissen, wenn Sie es dann nicht tun. Wenn das Tagebuch eine wichtige Grundlage der Zusammenarbeit ist, kann sich der Arzt über fehlende Eintragungen zu Recht beschweren. Das schlechte Gewissen hilft nicht viel, solange Sie nicht anfangen, Ihre Eintragungen zu machen. Vielleicht ist der Arzt einverstanden, daß Sie nur die Woche vor dem Besuch protokollieren. Wenn Ihnen dies zu schwer fällt, könnten Sie evtl. mit dem Arzt andere Vereinbarungen treffen, die nicht das Tagebuch voraussetzen, oder evtl. auch einen Arzt suchen, der auf das Tagebuch verzichtet. Einem Arzt immer wieder ohne Aufzeichnungen gegenüberzutreten, der sich Mühe gibt, mit Ihnen die Therapie zu verbessern, bietet keine Arbeitsgrundlage. Aber wie immer gilt: Sie entscheiden über die Art Ihrer Diabetestherapie und Ihrer Aufzeichnungen.

### Wie findet man mit dem Blutzuckertest neue Regeln?

Man muß wie ein guter Experimentator vorgehen, wenn man mit Tests herausfinden will, ob sich an den Regeln des eigenen Diabetes etwas verändert hat. Messungen müssen unter gleichen Bedingungen wiederholt werden, um Zufallsergebnisse auszuschließen. Um die Auswirkung einer Veränderung abzuschätzen, darf im Idealfall nur eine Bedingung von mehreren verändert werden (Kohlenhydratmenge oder Bewegung oder Insulin), nicht mehrere auf einmal. Dies ist wichtig, damit man sicher sein kann, welche Bedingung die Veränderung bewirkt. Ich habe gelegentlich aus Ungeduld mehrere Bedingungen verändert und dabei dann trotz viel Selbstkontrolle nicht verstanden, was der entscheidende Punkt war.

### Ruhe bewahren bei der Anpassung

Anpassungsregeln für das Insulin stimmen darin überein, Veränderungen in der Insulindosis erst vorzunehmen, wenn:
- ausgeschlossen ist, daß der schlechte BZ-Wert durch aktuelle Fehler entstanden ist (z. B. in der Ernährung oder durch Fehler beim Spritzen)
- der schlechte BZ-Wert mehrfach (2-3x) unter vergleichbaren Bedingungen gemessen wurde.

Keine Hektik! Einmal ist keinmal! Nur bei nächtlichen Unterzuckerungen sollte man nicht lange herumprobieren, dort sollte man schon beim ersten Auftreten mit einer Reduzierung der Insulindosis vor der nächsten Nacht reagieren.

Die Auffindung von Regeln dauert länger, wenn man sie wiederholt prüft. Aber nur dann kann man sicher sein, daß man seine Grundregeln wirklich erfaßt. Sonst besteht die Gefahr, Regeln zu produzieren, die nur Zufallsergebnisse beschreiben. Dann wundert man sich, daß die Therapie nie so richtig klappt. Bei unsystematischen Tests kann man die Ergebnisse leicht falsch interpretieren (Fehler 1. Art: Gesetze finden, die nicht gelten = „aus jeder Mücke einen Elefanten machen"). Regeln des eigenen Diabetes zu finden, erfordert neben der planvollen Erforschung auch etwas Gelassenheit. Systematische Auswertung bedeutet: regelmäßig testen und kleine Statistiken machen. Wer gern am Computer arbeitet, kann eines

**Zufällige Testergebnisse nicht vorschnell verallgemeinern.**

der vielen Auswertungsprogramme für Blutzuckerdaten zur Hilfe nehmen. Es hilft nichts für die Selbsttherapie, Regeln auf Zufällen zu basieren. Man orientiert dann seine Therapie an den vermeintlichen Regeln und wundert sich, daß es nie so richtig klappt.

Ein wichtiges Beispiel für eine Regelüberprüfung ist die Testung der „Basalrate" bei BBT. Ziel ist, die Menge an Insulin herauszufinden, die der Körper braucht, ohne daß der Betroffene etwas ißt. Man läßt dazu über eine bestimmte Zeit Mahlzeiten weg und testet, ob das Basisinsulin den Blutzucker einigermaßen konstant hält. Sie können in den meisten Schulungsstationen lernen, wie man einen Basalratentest genau macht.

### Das Nachtinsulin richtig dosieren

Ein schwieriges Problem ist es für viele Betroffene, die letzte Insulindosis vor dem Zubettgehen so abzustimmen, daß man morgens mit einem guten BZ-Wert ankommt (z.B. zwischen 100 und 150). Man muß oft in der Schulungsstation eine ganze Weile herumprobieren, bis das klappt. Leider sind viele Verzögerungsinsuline nicht so in ihrer Wirkung, daß sie gut auf den Insulinbedarf für die Nacht und den frühen Morgen passen. Spezielle Verzögerungsinsuline (zinkverzögerte) bringen für viele Betroffene bessere Ergebnisse. Manche Betroffene, bei denen der BZ morgens immer wieder hoch ansteigt, kommen letztlich besser mit einer Insulinpumpe zurecht. Neue langwirkende Analoginsuline bringen für viele Betroffene bessere Ergebnisse.

### Der Blutzucker läßt sich meist nur grob vorhersagen

Eine Sache, die Betroffene am Anfang manchmal zur Verzweiflung treibt, ist die begrenzte Vorhersagbarkeit von Blutzuckerwerten. Auch wenn man alles so macht wie gestern, und der Blutzuckerwert war beim Frühstück 120 und zum

Mittag 130 mg/dl: Dann kann er trotzdem heute zum Mittag 50 höher oder niedriger sein. Der Körper ist keine Maschine, und man kann den Blutzucker nicht mathematisch vorausberechnen. Im Laufe des Diabetes bekommen die meisten ein dickeres Fell und regen sich darüber weniger auf. Am einfachsten lassen sich diese Ausrutscher bei BBT ausgleichen, weil man regelmäßig zu den Hauptmahlzeiten Korrekturinsulin spritzen kann. Wenn Sie es zu genau mit den Werten nehmen, passiert es leicht, daß Sie wichtige Regeln Ihres Stoffwechsels gerade nicht herausfinden.

**Der Körper ist keine Maschine.**

Menschen, die eine präzise Vorhersage ihrer Werte wünschen, testen manchmal sehr häufig und regelmäßig und in jeder besonderen Situation noch einmal extra. Dabei können sie in zwei Gefahren geraten: zum einen ein immer komplizierteres Regelsystem erarbeiten, das das Leben mit dem Diabetes vielleicht sehr schwer macht. Der Betroffene testet sehr oft und denkt viel über seine Werte nach, ohne je zu seiner eigenen Zufriedenheit seine Blutzuckerziele zu erreichen. Er denkt dann z. B., daß unerklärliche Blutzuckerschwankungen von Streß ausgelöst werden, während es in Wirklichkeit vielleicht eine zu kurze Insulinwirkung ist, die zu den erhöhten Werten führt (ein häufiger Fehler). In einer solchen Situation kann es helfen, sich auf die BID-Regel (Bewegung, Insulin, Diät) zu besinnen: Sie besagt, Blutzuckerschwankungen vor allem mit Hilfe dieser drei Faktoren zu erklären, Ausrutscher zu akzeptieren und nicht unnötige Ausflüge in exotische Erklärungsmuster zu machen.

**Die BID-Regel hilft, nach einfachen Erklärungen für Blutzuckerschwankungen zu suchen.**

Die andere Gefahr ist, daß jemand dabei resigniert. Wer nicht erträgt, daß die Blutzuckerwerte manchmal „verrückt spielen", testet zu viel und verliert dabei oft die Systematik und Übersicht. Einer meiner Patienten testete jahrelang 14mal am Tag, aber seine Regeln wurden dadurch kaum besser und seine Unsicherheit und seine Angst vor Unterzuckerungen blieben trotzdem auf demselben Niveau.

Wer trotz regelmäßigen Testens keinerlei allgemeine Regeln für seinen Diabetes findet (Fehler 2. Art: Gesetze nicht finden, die gelten - „den Wald vor Bäumen nicht sehen"), ist schlecht dran. Er wird dann langfristig jeden Tag zu allen kritischen Zeitpunkten (vor dem Spritzen, vor den Mahlzeiten, vor körperlicher Bewegung) testen müssen. Sehr viel zu testen ist aber unökonomisch und bietet nicht unbedingt mehr Sicherheit. Der Betroffene kann dabei geradezu „selbstkontrollsüchtig" werden. Ohne Teststreifen gerät er in Panik. Wer zu jedem Zeitpunkt fürchtet, sein BZ könnte ganz anders als sonst liegen, wird im Testen evtl. zu einem zwanghaften „Sicherheitsfanatiker". Er nimmt vielleicht in seiner Hilflosigkeit immer wieder Veränderungen an Ernährung, Bewegung und Insulin vor, ohne aus diesem Herumprobieren herauszukommen. Oder er vermeidet viele Verhaltensweisen aus Angst, sie könnten die Stoffwechsellage verschlechtern, ohne daß er dies systematisch prüft.

**Den Wald vor Bäumen nicht sehen.**

Ebenso kommen Menschen durch eine extreme Angst vor Unterzuckerungen in eine ausweglose Situation, in der das Testergebnis nur noch zur Beruhigung dient, aber keine Anpassung mehr erlaubt (siehe Kapitel „Angst vor Unterzuckerungen"). Die zwanghafte Fixierung auf den Blutzuckerwert bringt erhebliche Einschränkungen für die Lebensführung. In diesen Fällen erreicht Selbstkontrolle das genaue Gegenteil von dem, was sie erreichen soll: nämlich eine gute Stoffwechsellage bei möglichst normaler Lebensführung im Bewußtsein, den Diabetes im Griff zu haben.

Wenn man die Regeln des eigenen Diabetes finden will, muß man auch daran glauben, daß es einfache Regeln gibt. Das ist am Anfang schwer, weil den Betroffenen der Diabetes noch unheimlich ist. Da kann man leicht den Eindruck bekommen: Bei mir ist das alles anders. Aber wenn man regelmäßig testet, die Ergebnisse systematisch auswertet und nach Regeln sucht, werden die meisten fündig. Haben Sie etwas Geduld. Wenn Sie trotzdem Zusammenhänge nicht durchschauen, suchen Sie sich einen erfahrenen Menschen aus ihrer Selbsthilfegruppe und gehen Sie mit ihm Ihr Selbstkontrollheft durch.

## Selbstkontrolle kann frei machen

Wenn man eine gute Einstellung haben will, muß man Selbstkontrollen machen und die gemessenen Werte im Handeln berücksichtigen. Manche sagen, damit mache man sich zum Sklaven seines Blutzuckers. Ein bißchen schon, aber das ist nur die eine Seite. Einmal ist man, wenn man sich bewußt entscheidet, sich nach einer Notwendigkeit zu richten, sicher kein Sklave. Wer so denkt oder spricht, beschreibt sein Handeln mit falschen Worten und löst dazu noch bei sich selbst unangenehme Gefühle aus. Mit der Selbstkontrolle kann man, wenn man sie richtig macht, über seine Therapie den Überblick behalten und die Therapie immer wieder an die eigenen Wünsche im Alltag anpassen (Tafel 1/7).

- **seinen Umgang mit dem Diabetes selbst aktiv gestalten und verändern**
- **gefährliche Stoffwechselsituationen (hohe BZ-Werte mit Azeton im Urin) selbst oder mit Hilfe eines Arztes korrigieren**
- **mit großer Wahrscheinlichkeit durch die Möglichkeit der besseren Blutzuckereinstellung die Risiken für Folgeerkrankungen mindern**
- **wieder weitgehend normal leben und seine Pläne verwirklichen**

**Tafel 1/7: Was man mit Hilfe der Blutzuckerselbstkontrolle kann**

Selbstkontrolle kostet etwas Arbeit, aber sie macht auch frei zu bewußteren Entscheidungen. Kaum ein Mensch hat Lust, ein ganzes Leben lang bei jeder Kleinigkeit den Diabetes die erste Geige spielen zu lassen. Immer gibt es Situationen, in denen der Diabetes stört und in denen man auch einmal gegen den Diabetes entscheiden möchte. Wenn ich z.B. im Urlaub bemerke, daß meine BZ-Werte aufgrund des veränder-

**Selbstkontrolle erlaubt bewußtere Entscheidungen.**

ten Rhythmus und einer veränderten Ernährung schlechter werden, muß ich überlegen, was mir jetzt wichtig ist. Ich genieße die Urlaubssituation, möchte nicht noch mehr testen und habe vielleicht überhaupt keine Lust, Unterzuckerungen zu riskieren. Ohne Selbstkontrolle wüßte ich von all dem nichts und hätte die ganze Zeit ein ungutes Gefühl. Jetzt kann ich mir nach einigen Tagen erfolglosen Herumprobierens mit dem Insulin sagen: „Für die zwei Wochen erlaube ich mir als Obergrenze für den BZ 250 mg/dl und passe auf, daß ich ihn zwischendurch immer wieder herunter bekomme. Zu Hause strenge ich mich wieder an, da ist es sowieso leichter. Jetzt ist Pause." Die Selbstkontrolle erlaubt es, mich immer wieder neu bewußt zu entscheiden, wieviel ich für meine Selbsttherapie tun will.

# Diabetes und seelische Probleme

## Seelische Probleme reichen weit zurück

Die Beschäftigung mit den psychologischen Anteilen des Diabetes ist deswegen so wichtig, weil wahrscheinlich viele Probleme, die Menschen mit ihrem Diabetes haben, psychisch (mit-)bedingt sind. Was als eine direkte Folge des Diabetes erscheint, ist oft Ergebnis einer problemhaften Bewältigung des Diabetes. Dies zeigt sich z.B. bei der (sehr seltenen) Angst vor Spritzen. Sie entsteht selten durch den Diabetes und die Notwendigkeit des Spritzens. Meist steht diese Angst in Verbindung mit anderen Ängsten, die der Betroffene schon vor seinem Diabetes hatte. Wenn jemandem die Diabetestherapie als ein unbewältigbares Hindernis erscheint, so zweifelt er an seinen Fähigkeiten, durch eigenes Handeln seine Probleme lösen zu können. Manche Folgeerkrankung wird für den Betroffenen erst dadurch so bedrohlich, daß er sie viel ängstlicher und negativer bewertet, als es tatsächlich gerechtfertigt wäre. Kann man eindeutig erkennen, ob etwas ein psychisches Problem ist und woher es kommt?

**Psychische Probleme durch den Diabetes?**

Es läßt sich nur schwer entscheiden, welche der psychischen Probleme der Betroffenen vom Diabetes herrühren und welche sie auch ohne den Diabetes entwickelt hätten. Es ist für Außenstehende und für den Betroffenen selbst verführerisch, alle psychischen Probleme als Folge des Diabetes zu bewerten („Erst seit seinem Diabetes hat er sich so verändert."). Aber wenn sich ein Mensch wegen seines Diabetes minderwertig fühlt: Hat er sich dann nicht auch vorher schon aufgrund anderer Eigenheiten minderwertig gefühlt, ohne den Diabetes? Oft trifft das zu.

Ich habe schon häufiger gehört, daß Betroffene sagen: Ich kann doch nicht ablehnen, ein zweites Stück von dem Diätkuchen zu essen, den Tante Alma extra für mich gebacken

**Der Diabetes akzentuiert oft allgemeine Lebensprobleme.**

hat. Aber ist das ein diabetesbedingtes Problem? Hätte es der Betroffene vielleicht auch ohne Diabetes schwer, etwas Gutgemeintes abzulehnen, auch wenn es noch so schädlich für ihn wäre? Viele Menschen haben Schwierigkeiten, nein zu sagen, ob mit oder ohne Diabetes.

Eigentlich ist die Frage, was der „wahre" Grund von Problemen des Menschen mit Diabetes sei, unsinnig. Der Diabetes belastet die Betroffenen, und die Schwere der Belastung hängt davon ab, in welcher Lebenssituation und Entwicklungsphase sie stehen. Man kann durch eigene Überlegung oder besser noch im Gespräch mit anderen versuchen, die Zusammenhänge zu verstehen und herauszubekommen, welche neuen Anforderungen und Probleme durch den Diabetes entstanden sind. Vielleicht gelangt ein Betroffener durch solche Überlegungen für sich zu der Erkenntnis, ein Problem, das er bisher für diabetesbedingt hielt, sei doch ein allgemeines Lebensproblem. Dann kann er neu und auf eine effektivere Weise versuchen, das Problem zu bewältigen.

### Innere Selbstgespräche

Im Zusammenhang mit meiner Ausbildung in Rational-Emotiver Psychotherapie ist mir klar geworden, daß viele psychische Probleme, die wir als Menschen allgemein und speziell als Menschen mit Diabetes haben, damit zusammenhängen, wie wir mit uns selbst sprechen. Keine Angst: Das tun wir ständig, heute aber meist nicht mehr laut wie im Mittelalter. Mit Selbstgesprächen können wir in uns starke unangenehme Gefühle auslösen, unter denen wir dann leiden. Denken Sie z.B. „Dieser Dreckskerl! Das ist eine Unverschämtheit!", dann ist ziemlich klar, daß Sie Wut empfinden (und nicht Angst oder Traurigkeit). Wir können uns auch mit Selbstgesprächen beruhigen oder in gute Stimmung bringen („Das werde ich schon schaffen!"). Bei psychischen Problemen findet man fast immer bei den Betroffenen in Selbstgesprächen negative Bewertungen, die übertrieben oder sogar

**Übertriebene negative Bewertungen verursachen unangenehme Gefühle.**

falsch sind. Die Erkenntnis, daß Gefühle oft durch Gedanken ausgelöst werden, ist vor allem deshalb so wichtig, weil sie ein Schlüssel zur Veränderung ist. Es ist manchmal ziemlich einfach, Gedanken zu verändern, z. B. wenn sie schlicht falsch sind. Dagegen ist es schwer, ein Gefühl direkt zu verändern. Eine Möglichkeit dazu wären Psychopharmaka, die man z.B. bei schweren Erregungszuständen einsetzt. Bei weniger extremen Gefühlen erscheint dies nicht ratsam, weil Psychopharmaka viele Nebenwirkungen haben und weil sie eine aktive Auseinandersetzung mit Lebensproblemen behindern können. Vielleicht haben Sie Zweifel an meiner Auffassung, daß unangenehme Gefühle von verzerrten Bewertungen herrühren. Ich will auch nicht sagen, daß es immer so ist. Aber wenn man darüber genauer nachdenkt, findet man viele Fälle, für die es stimmt. Manche Gedanken bemerken wir nicht mehr, z. B. wenn ihre Entstehung lange zurückliegt und unsere Gefühlsreaktion schon fast automatisiert ist. Dann ist der Zusammenhang kaum noch erkennbar.

**Gedanken lassen sich leichter verändern als Gefühle.**

Besonders wenn viele Menschen ähnlich auf ein Ereignis reagieren - z.B. auf Ungerechtigkeit mit Ärger -, denken wir leicht, daß der Außenreiz (die Ungerechtigkeit) direkt unsere Gefühle (den Ärger) auslöst. Aber so ist es in Wirklichkeit nicht. Das Gefühl entsteht nur dann, wenn wir ein Konzept von Gerechtigkeit im Kopf haben, das wir auf alle Menschen beziehen und zumindest von der Idee her für realisierbar halten. In einem sozialen System, in dem es vor Ungerechtigkeit nur so wimmelt, wird es nicht so oft zu Ärger kommen. Sie haben es vielleicht schon oft gehört: „Du mußt deinen Diabetes akzeptieren." Und wenn Sie fragen: „Aber wie?", bekommen Sie nur selten hilfreiche Antworten. Daher schalten viele nach dem „Du mußt..." gleich ab und resignieren. Aber wenn Sie es wollen, können Sie lernen, mit dem Diabetes besser zurechtzukommen. Das hat sehr viel mit Ihren Einstellungen zu tun. Es lohnt sich, das genauer zu betrachten. Besonders im Kapitel „Unangenehme Gefühle hängen zusammen mit negativen Bewertungen" finden Sie mehr darüber.

# Diabetes und Psychotherapie

### Wann sollte eine seelische Störung behandelt werden?

Es ist nicht immer einfach zu erkennen, ob bei einem Menschen eine behandlungsbedürftige seelische Störung vorliegt. In der Tafel 1/8 finden Sie Bereiche des Lebens, die durch psychische Störungen oft betroffen sind (meist mehrere). Wenn Sie wissen möchten, ob bei Ihnen eine seelische Störung vorliegt, können Ihnen Psychotherapeuten oder Psychiater helfen, Art und Ausmaß einer evtl. vorliegenden seelischen Störung genauer zu bestimmen. Bei schweren seelischen Problemen kann es sinnvoll sein, sich in einer Psychotherapie Unterstützung zu holen, wenn Sie allein die Veränderungen nicht schaffen.

**Tafel 1/8: Seelische Störungen liegen evtl. vor, wenn ein Mensch...**

- ...sich häufig unwohl fühlt (z.B. sich minderwertig fühlt)

- ...häufig unangemessen starke Gefühle hat

- ...viele extreme Einstellungen und Bewertungen vertritt, die seine unangenehmen Gefühle begleiten

- ...aufgrund seiner Einstellungen größere Teile der Realität nicht richtig wahrnehmen kann

- ...in wichtigen Handlungsmöglichkeiten (Gefühlsausdruck, sozialer Kontakt, Selbstdurchsetzung) aufgrund von Ängsten deutlich eingeschränkt ist

- ...regelmäßig selbstschädigende Handlungen praktiziert (z.B. Drogenkonsum).

Von seelischen Störungen werden die drei wesentlichen Bereiche des menschlichen Lebens betroffen: das Fühlen, das Denken und das Handeln. Es kommt zu Einengungen in diesen Bereichen, oder das Gleichmaß und die Angemessenheit gehen verloren. Sie konnten das am Beispiel Sonja erkennen. Psychotherapie hat das Ziel, dem Menschen dabei zu helfen, wieder seine Möglichkeiten entfalten zu können und möglichst umfassend handlungsfähig zu sein.

Diabeteserfahrene Psychotherapeuten finden Sie im Verzeichnis der Arbeitsgemeinschaft Psychologie und Verhaltensmedizin der Deutschen Diabetes-Gesellschaft (Literatur im Anhang).

Psychotherapeutische Lehrmeinungen unterscheiden sich darin, welche Vorstellung sie von einer Störung haben und wo sie normalerweise ansetzen, um den Betroffenen bei ihrer Weiterentwicklung zu helfen. Tafel 1/9 zeigt einen groben Überblick.

## Kognitive Verhaltenstherapie

Sie haben sicher schon bemerkt, daß ich Probleme meist unter dem Blickwinkel der kognitiven Verhaltenstherapie betrachte: Welche Einstellungen und Gedanken von Betroffenen könnten verzerrt oder übertrieben sein, wie lauten realitätsangemessenere Gedanken, und wie können Sie durch die Übernahme dieser angemessenen Gedanken Ihre Gefühle und Handlungsmöglichkeiten erweitern? Woran kann man erkennen, was realistische Gedanken sind?

Es gibt einige allgemeine Bewertungsmaßstäbe, die es erlauben, den Realitätsgehalt von Gedanken abzuschätzen. Am einfachsten ist das Wahrheitskriterium. Denkt z.B. jemand: „Kein Arzt hat genug Ahnung vom Diabetes.", dann läßt sich das leicht widerlegen. Mindestens ein Arzt weiß sehr viel über den Diabetes. Und man erkennt auch gleich das Handlungsproblem dieses Menschen: Er kann sich Wissen und Erfahrungen von Ärzten über Diabetes nicht zunutze machen,

**Tafel 1/9:**
**Seelische**
**Störungen im**
**Blickwinkel von**
**Therapie-**
**modellen**

■ **Tiefenpsychologische Verfahren sehen Störungen als Ergebnis weit zurückliegender emotionaler Konflikte, vor allem mit den Eltern, und helfen den Betroffenen, unbewußte falsche Wahrnehmungen zu korrigieren, um handlungsfähiger zu werden.**

■ **Die personzentrierte Gesprächspsychotherapie geht davon aus, daß der Mensch mit Problemen seine Selbstwahrnehmung und seine Bedürfnisse nicht in Einklang bekommt; der Therapeut hilft vor allem durch gutes Zuhören, daß der Betroffene für sich zu einer Klärung kommt, die ihn handlungsfähiger macht.**

■ **Die klassische Verhaltenstherapie hält Störungen für ein Ergebnis falscher Lernprozesse, die man deswegen durch neues Erlernen von Verhaltensweisen überwinden kann.**

■ **Die kognitive Verhaltenstherapie sieht verschiedene Denkfehler als Ursache von seelischen Störungen. Daher werden diese Denkfehler gesucht und realistische Gedanken und Einstellungen erarbeitet, die sowohl die Gefühle verändern als auch neue Handlungsmöglichkeiten schaffen können.**

weil er es abwertet. Der Mensch erreicht also wegen dieses Gedankens eine wichtige Sache nicht oder erschwert sich etwas, das ihn sicherlich interessiert, nämlich eine gute Diabetestherapie.

Mein Ausgangspunkt ist also immer, daß der verzerrte Gedanke seelische Probleme erzeugt. Deswegen würde ich den betreffenden Menschen bitten, darüber noch einmal nachzudenken, ob man es auch anders sehen könnte (oder alles beim Alten zu lassen und dann vielleicht auch das Problem zu behalten). Vielleicht kann er dann mit weniger Anspannung noch einmal einen guten Arzt aufsuchen, besser zuhören, und auch von dessen Vorschlägen profitieren.

Wenn jemand einen unrealistischen, selbstschädigenden Gedanken hat, so hat das natürlich seinen Grund: Er hält damit bestimmte Gefühle und Vermeidungsreaktionen aufrecht, und fast immer vermeidet er dadurch Angst. Insofern ist der selbstschädigende Gedanke sogar vernünftig. Wir alle versuchen, uns auch mit solchen Gedanken bei Laune zu halten. Der abwertende Gedanke gegenüber Ärzten bedeutet z.B.: Ich vermeide es, mit einem Arzt meine Diabetesprobleme zu besprechen, vermeide dadurch Angst und Aufregung, und ich lasse es bei meiner Therapie lieber beim Alten. Aber gleichzeitig hat der Mensch ja meist ein Problem und sucht eine bessere Lösung für sein Leben mit dem Diabetes. Oder wenn jemand denkt: „Jede Selbstkontrolle schränkt meine Lebensqualität ein.", dann wird er Schwierigkeiten haben, eine gute Diabetestherapie durchzuführen, die er vielleicht auch durchführen möchte. Meine Kritik am Gedanken greift dieses System an, der Betroffene fühlt sich evtl. herausgefordert, ertappt, bevormundet. Er hat vielleicht selbst noch nie weiter darüber nachgedacht, und vielleicht haben ihn sogar schon viele Menschen in seinen unrealistischen Gedanken bestätigt. Aber die Überprüfung eines wichtigen hemmenden Gedankens wäre eine große Chance zur Veränderung.

Sehen Sie sich in den nächsten Kapiteln meine gedanklichen Alternativen zu problematischen Auffassungen an. Letztlich müssen Sie es selbst für sich herausfinden, ob meine Infragestellung eines Gedankens für Sie hilfreich sein könnte, wenn Sie einen Gedanken haben, den ich für übertrieben halte. Vielleicht können Sie mir zustimmen, daß dieser Gedanke für

**Unrealistische Gedanken helfen oft, Angst zu vermeiden, aber langfristig schaden sie.**

Ihre schlechten Gefühle und Handlungseinschränkungen ver-
antwortlich sein könnte. Dann prüfen Sie bitte, ob Sie mit
meinem gedanklichen Gegenvorschlag etwas anfangen können. Haben Sie Lust, sich auf den Weg des Umdenkens zu
begeben?

# II. Mit Diabetes leben lernen

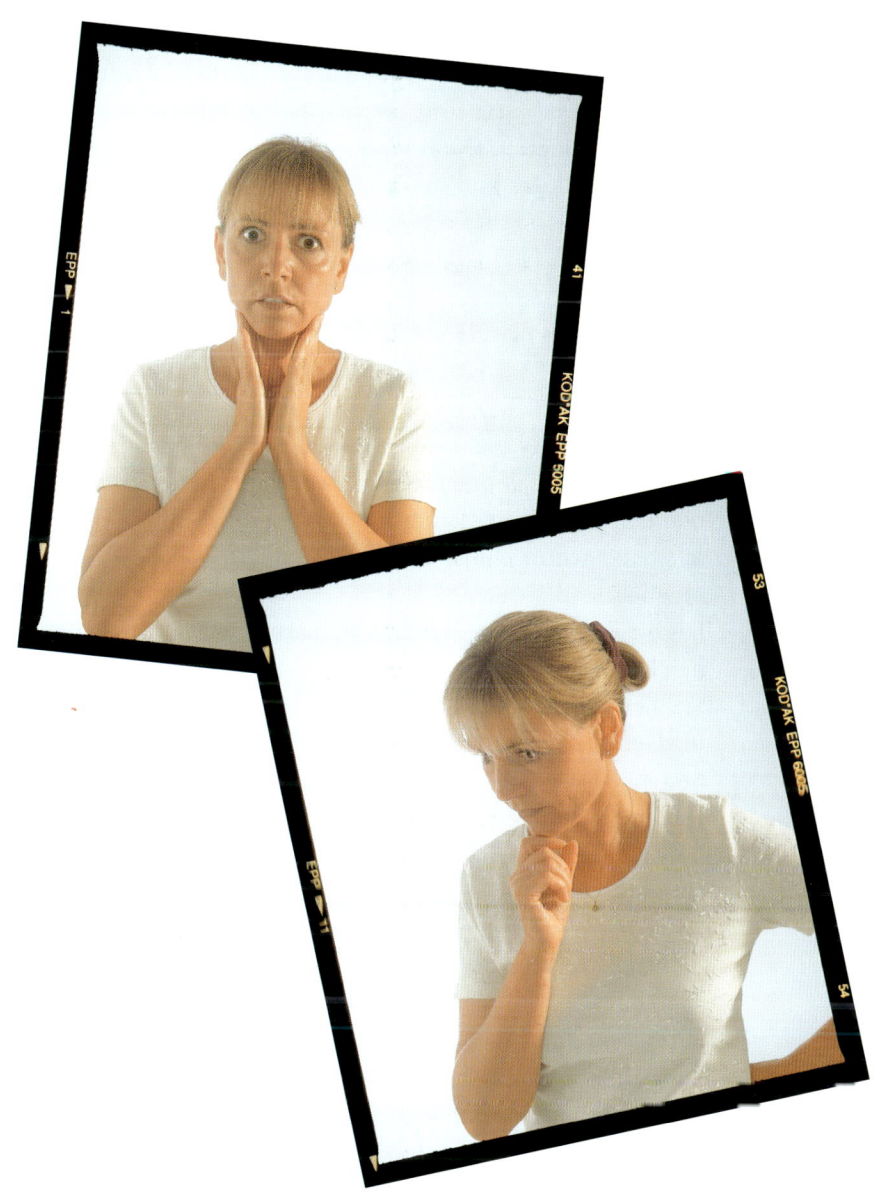

**Kann man
seinen
Diabetes über-
haupt ganz
akzeptieren?**

„Die Therapie kann ja gar nicht klappen, weil er seinen Diabetes gar nicht akzeptiert." So etwas höre ich oft von Kollegen oder Mitbetroffenen. Andererseits sagen manche Betroffene auch, daß man seinen Diabetes „gar nicht" oder „nie
ganz" akzeptieren kann. Früher habe ich die Idee, man könne
seinen Diabetes nicht akzeptieren, für Quatsch gehalten, weil
ich selbst glaubte, kein Problem damit zu haben, den Diabetes zu akzeptieren. Dann hat es mich nachdenklich gemacht.
Wie ist denn das nun mit Bewältigung und Akzeptanz? (Da
beide Begriffe sprachlich auf etwas Ähnliches hinauslaufen,
verwende ich beide gleichwertig.)

### Wie kann ich seelische Probleme mit dem Diabetes erkennen?

Am besten ist es, man findet durch eigenes Nachdenken heraus, was einem am Diabetes schwerfällt. Ein Gesprächspartner, der gut zuhört, kann dabei eine große Hilfe sein kann.
Ich habe schon einige Beispiele genannt, welche Probleme
möglich sind.

Ich biete Ihnen hier als kleine Hilfe für die Klärung der eigenen Probleme einen selbstgestalteten Fragebogen an, mit dem
Sie vielleicht besser beurteilen können, wie viele unangenehme Gefühle Sie gegenüber dem Diabetes haben (Tafel 2/1). Er
besteht aus Gedanken, die man über den Diabetes haben kann.

**Prüfen Sie
problematische
Gedanken!**

Prüfen Sie einmal für die einzelnen Gedanken, ob sie so oder
ähnlich bei Ihnen vorkommen und antworten Sie mit
„stimmt" oder „stimmt nicht". Entscheiden Sie dann für jede
Antwort, ob Sie sie als problematisch (= 1 Problempunkt)
oder hilfreich für ein gutes Leben mit dem Diabetes (= kein
Problempunkt) anrechnen wollen. Im Anhang gebe ich Ihnen
mit Begründung meine Bewertung der Antworten, die Sie aber
am besten erst im Anschluß mit Ihrer Einschätzung vergleichen sollten. Sie können sich also einen Punktwert errech-
nen, wie viele Problempunkte zum Diabetes Sie bei sich erkennen. Dann können Sie es damit vergleichen, welche Ihrer

Antworten ich als problematisch einschätzen würde (ohne genauere Kenntnisse Ihrer Person). Wenn das Ergebnis ähnlich ist, haben Sie mein Konzept verstanden. Vielleicht bringt es Sie auf neue Ideen.

Ich will Ihnen nicht wie in einem Illustrierten-Test anbieten, ab wieviel Punkten Sie mit Ihrem Diabetes gut oder sehr gut zurechtkommen. Aber 10 Problempunkte nach meinem Schlüssel im Anhang fände ich schon problematisch. Der Fragebogen soll Sie sensibilisieren für Bereiche, in denen Sie evtl. noch Schwierigkeiten haben. Vielleicht haben Sie Lust, darüber einmal in Ihrer Selbsthilfegruppe zu sprechen.

**Tafel 2/1:**
**Realistische und**
**problematische**
**Gedanken zum**
**Diabetes**

■ Beantworten Sie zuerst die Aussagen für sich mit „stimmt" (+) oder „stimmt nicht" (-).

■ Geben Sie sich anschließend einen Punkt für jede Antwort, von der Sie glauben, daß diese Antwort problematisch ist für Sie und Ihre Diabetesbehandlung.

■ Anschließend können Sie nach meinem Schlüssel im Anhang noch daneben schreiben, wo Sie von mir einen Problempunkt für Ihre Antwort erhalten hätten.

1. Durch meinen Diabetes bin ich behindert.

2. Ich akzeptiere meinen Diabetes vollkommen.

3. Es ist schrecklich, immer auf das Essen achten zu müssen.

4. Es ist gemein, wenn man aufgrund des Diabetes auch noch Vorwürfe über sich ergehen lassen muß.

5. Die Mitmenschen müssen den Betroffenen mit seinen Problemen akzeptieren!

6. Wenn andere von meinem Diabetes erfahren, erkennen sie mich nicht mehr an.

7. Wie kann jemand nur mein Verhalten damit erklären, daß ich Diabetes habe!

8. Wie sehr man sich auch anstrengt, normal zu leben, der Diabetes holt einen immer wieder ein.

9. Wenn man seinen Diabetes bewältigen will, muß man einen regelmäßigen Tagesablauf haben und darf keine Ernährungsfehler machen.                                  ▸

10. Es kostet ungeheure Kraft, eine perfekte Blutzuckereinstellung zu erreichen.

11. Bei guter Einstellung sind Folgeerkrankungen völlig ausgeschlossen.

12. Kein Arzt kann meinen Diabetes verstehen.

13. Wenn ich alles tue, um mit meinem Diabetes normal zu leben, müssen andere das auch akzeptieren.

14. Als Mensch mit Diabetes wird man ziemlich allein gelassen.

15. Manchmal würde ich mich am liebsten um die Ernährung und alles andere gar nicht kümmern.

16. Manchmal esse ich absichtlich chaotisch und teste auch nicht, um vom Diabetes nicht abhängig zu werden.

17. Ich werde nur dann etwas tun, um meine Einstellung zu verbessern, wenn sicher bewiesen ist, daß es das Auftreten von Folgeerkrankungen bei mir verhindert.

18. Als Diabetiker paßt man sich am besten so weit wie möglich an die Nichtdiabetiker an.

19. Es kommt vor, daß mir das Spritzen wehtut.

20. Es ist unmenschlich, auf etwas Leckeres verzichten zu müssen.

21. Warum mußte gerade ich es bekommen?

22. Wer in der Selbstkontrolle einmal nachlässig ist, wird es bald ganz sein lassen.

♦

71

23. Ich kümmere mich lieber nicht so sehr um den Diabetes; da wird man überkritisch und macht am Ende nur noch mehr falsch.

24. Wer Schwierigkeiten mit seinem Diabetes hat, kümmert sich nicht genug um ihn.

25. Ein hoher Blutzuckerwert ist eine Katastrophe!

26. Als Mensch mit Diabetes ist man nur ein halber Mensch.

27. Ich kümmere mich um eine gute Einstellung, selbst wenn das keine Garantie gegen Folgeerkrankungen ist.

28. Manchmal möchte ich etwas essen, ohne an den Diabetes zu denken.

29. Mit meinem Diabetes verläuft mein Leben anders als vorher.

30. Ich entscheide auch einmal gegen den Diabetes, wenn mir etwas anderes wichtiger ist.

31. Ausrutscher im Blutzucker gibt es immer einmal.

32. Bei ständiger Beschäftigung mit Folgeerkrankungen macht das Leben keinen Spaß mehr.

33. Ich kann nicht sehen, wie unbesorgt andere essen!

34. Wer sagt, er habe seinen Diabetes bewältigt, der lügt.

35. Wer nicht gegen seinen Diabetes kämpft, läßt sich von ihm beherrschen.

36. Wenn der Diabetes nicht das Leben beherrschen soll, muß man aktiv leben.

# Trauer

Wer erfährt, daß er Diabetes hat, weiß, daß er einen Teil
seiner Gesundheit verloren hat, und er ahnt, daß sich sein
Leben dauerhaft verändern und nie wieder ganz so sein wird
wie vorher. Es ist ein Abschied vom bisherigen Leben als
Mensch ohne Diabetes.

Die ersten Diabetologen, die sich damit beschäftigt haben,
wie ein Mensch mit Diabetes lernt, seinen Diabetes zu „akzeptieren" - Assal und Gfeller aus Genf in den achtziger Jahren - haben diesen Prozeß mit Phasen der Trauer verglichen.
Elisabeth Kübler-Ross, von der das Konzept der „Trauerphasen" stammt, beobachtete bei ihren Gesprächen mit Ster-
benden, daß sie am Anfang oft den bevorstehenden eigenen
Tod nicht wahrhaben wollen, dann durch Phasen des Pro-
tests, des Verhandelns und der Depression gehen, bis einige
schließlich einen Zustand erreichen, in dem sie den Tod akzeptieren und mit ihm „Frieden schließen". Es liegt nahe,
eine solche Abfolge von Trauerphasen auch bei der Bewältigung schwerer Lebenskrisen, bei Verlusterlebnissen oder chronischen Erkrankungen zu vermuten. Auch von Menschen, die
den Tod eines nahestehenden Menschen verarbeiten, wurden
ähnliche Phasen beschrieben. Trauerphasen bieten dem Menschen eine Möglichkeit, sich an eine schwere Belastung oder
einen schweren Verlust langsam zu gewöhnen, und trotz der
Bedrohung wieder handlungsfähig zu werden. Die nächste
Tafel 2/2 zeigt diese Trauerphasen.

**Trauerphasen auch bei Diabetes?**

Viele Leser werden erkennen, welche dieser Prozesse bei ihnen in bezug auf den Diabetes ablaufen. Wenn Sie sich einen
der obigen Beispielsätze innerlich oft sagen, so wäre das ein
Hinweis, daß sie sich in bezug auf den Diabetes im Moment
in einer dieser Erlebensformen befinden. Das Modell ist ein
leuchtend, es wurde aber fast nie überprüft, welche Menschen tatsächlich solche Phasen durchlaufen. Ich habe einmal
50 Menschen mit Diabetes befragt und gefunden, daß nur

ganz wenige einer dieser Trauerphasen zuzuordnen waren. Am Anfang des Diabetes waren die Betroffenen im Durchschnitt mit ihren Gefühlen etwas mehr durcheinander, aber nach einem Jahr änderten sich die Gefühle kaum noch. Bei den meisten waren positive und negative Gedanken über den Diabetes gleichzeitig vorhanden. Auch die gerade Erkrankten zeigten schon eine Menge akzeptierender Gedanken zum Diabetes und zur Therapie.

Ich denke heute, die Persönlichkeit spielt eine große Rolle dabei, wie man langfristig mit dem Diabetes zurechtkommt.

**Tafel 2/2: Die Trauerphasen nach Kübler-Ross (1969) und ihre Anwendung auf die seelische Einstellung gegenüber dem Diabetes**

■ **Schock und Verleugnung:** Reaktion in Form körperlicher Schmerzen, Apathie, Rückzug oder abnormer Ruhe. Die Person tut so, als habe das Ereignis gar nicht stattgefunden oder als könne sie es wieder wegzaubern. Beispiele: Nichtbeachtung der Ernährung, Beibehalten von für den Diabetes gefährlichen Lebensgewohnheiten. „Ich kann das alles essen, mein Blutzucker ist normal" (er wurde aber nicht getestet).

■ **Ärger und Protest:** gegen diejenigen, die „am Diabetes schuld sind", gegen den Arzt, der ihn diagnostizierte oder der „unzumutbare" Forderungen stellt, oder gegen den Diabetes selbst. Beispiele: Weigerung zu spritzen, unkontrolliertes Essen von Süßigkeiten; Aussagen wie: „Warum soll ich auf das verzichten? Habe ich nicht auch etwas Schönes verdient? Was habe ich verbrochen, daß ..."

■ **Verhandeln:** teilweises Akzeptieren der Tatsache Diabetes mit einem unrealistischen Anspruch auf Gegenleistungen; es wird nur ein Teil der für die

Für einen Teil der Betroffenen ist der Diabetes nie ein großes Problem, während im anderen Extrem Menschen über lange Zeit nicht gut mit dem Diabetes zurechtkommen. Sie sind öfter traurig und ärgern sich mehr über den Diabetes als andere. Dahinter stecken vielleicht ziemlich stabile Gewohnheiten, Belastungen gut auszuhalten und locker zu nehmen oder an ihnen zu leiden. Wer Belastungen gut verkraftet, hat es meist auch leichter mit dem Diabetes. Es gibt aber auch Menschen, die alles gut verkraften, nur den Diabetes nicht. Manchmal scheint die Entwicklung „andersherum" zu ver-

**Das Leiden am Diabetes ist von Mensch zu Mensch verschieden.**

Therapie notwendigen Verhaltensweisen praktiziert; der Betroffene ist noch nicht bereit, medizinisch Notwendiges anzuerkennen und daran seine Entscheidungen zu orientieren. Beispiele: Der Betroffene führt Blutzuckertests durch, weigert sich aber, sie für die Besprechung mit dem Arzt richtig zu protokollieren. Oder er läßt bei BBT wichtige Blutzuckertests aus, z.B. vor dem Schlafengehen.

■ **Depression:** Erleben von Verzweiflung, Leere und Schmerz, Pessimismus und Gefühle der Hilflosigkeit. Rückzug von Risiken, Konflikten und Aufgaben. Rückzug aus sozialen Kontakten. Aussagen wie: „Was soll das alles? Mit dem Diabetes bin ich doch nur noch ein halber Mensch."

■ **Sich abfinden und Akzeptieren:** Der Diabetes wird als lästiges Übel mit seinen Einschränkungen hingenommen und führt nur selten zu Gefühlen von Ärger, Trauer oder Angst. Der Betroffene ist bereit, mit dem Diabetes zu leben.

75

laufen. Von mir und mehreren Kollegen weiß ich, daß der Diabetes am Anfang für sie überhaupt kein Problem war, daß der Diabetes sie für einige Zeit besonders aktiv und geradezu euphorisch gemacht hat. Ich selbst habe z. B. vor allem mit Schuld reagiert, den Diabetes sozusagen als gerechte Strafe für meinen lasterhaften Lebenswandel vorher empfunden und war dankbar, daß es mich nicht schlimmer getroffen hat. Das hielt bestimmt fünf Jahre an, wo ich ohne jede Anstrengung alles für den Diabetes tun konnte. Der „graue Alltag mit dem langweiligen Diabetes" kam für uns um Jahre später, so wie man sagt: „Da war der Lack ab". Nach und nach verschieben sich die Gewichte und das ewige tagaus, tagein ohne Garantie-erklärung in bezug auf Folgeerkrankungen übernimmt die Führung. Auch Kinder kommen oft gut mit ihrem Diabetes zurecht, aber kommen in der Pubertät mehr oder weniger „ins Schleudern". (Man kann das Risiko etwas verringern, aber leider nicht vermeiden; besser ist es für Eltern, sich dar-auf einzustellen.)

**Diabetes kann auch aktivieren.**

Sicher hat das Zurechtkommen mit dem Diabetes auch da-mit etwas zu tun, wie man sich überhaupt auf Hindernisse im Leben, auf Erkrankungen und auf den unvermeidlichen Tod einstellen kann. Kann ich dies alles als Teil meiner per-sönlichen Realität irgendwann ertragen und lernen, für mich das Beste aus meiner Begrenztheit und Endlichkeit zu ma-chen, oder bringt mich jede Einschränkung dem Verzagen und der Verzweiflung näher?

## Das Modell der Bewältigung

Die Forschung hat eine Fülle von Formen gefunden, mit de-nen Menschen auf den Diabetes zugehen oder vor ihm weg-laufen und sich verstecken. Im sog. „Modell der Bewälti-gung" (engl. Coping-Model) ist die Bewältigung kein Endzu-stand, sondern eher ein Auf und Ab der Gefühle, bei dem es keine klare Abfolge der gefühlsmäßigen Reaktionen auf die Belastung gibt. Es hat den Anschein, daß dieses Hin- und

Herpendeln zwischen Ablenkung und Beschäftigung mit der Krankheit sogar die beste Lösung des Problems darstellt, weil Menschen, die dies so erleben, im Durchschnitt langfristig mit ihrer Erkrankung besser zurechtkommen als andere.

Für die Arbeit mit Menschen, die nicht gut mit dem Diabetes zurechtkommen, hat das Bewältigungsmodell andere Konsequenzen als das Trauerphasenmodell. Nach dem Trauerphasenmodell kann man eigentlich nur warten, bis der Betroffene quasi von allein in die Phase des Akzeptierens kommt. Besonders bei Verleugnung und Protest soll man ihn nach Meinung einiger Fachleute am besten in Ruhe lassen. Am Anfang steht die Abwehr, am Ende - sozusagen als reifste Form - die Bewältigung. Wer sie noch nicht erreicht hat, ist „zurück" und muß noch Trauer- bzw. Bewältigungsarbeit leisten. Das Ziel, die oberste Treppenstufe, ist erst mit Bewältigung und Akzeptanz erreicht.

Anders im Bewältigungsmodell. Fast alle Menschen versuchen von Anfang an, den Diabetes anzunehmen. Einige können es aufgrund ihrer Persönlichkeit und Lebensgeschichte sehr schnell und betrachten den Diabetes bald als lästige Nebensache. Andere können sich praktisch nie endgültig mit dem Diabetes abfinden. Sie schwanken immer wieder zwischen Bewältigung und Abwehr, und sie können sich nur in dieser Form mit dem Diabetes arrangieren. Es würde ihnen wahrscheinlich gar nicht gut bekommen, wenn man versuchen würde, ihre Abwehrreaktionen „wegzubekommen". Denn während der Abwehr sammeln sie wieder Kraft für die nächste Bewältigungsphase.

**Bewältigung und Abwehr wechseln miteinander ab.**

Die Konsequenzen dieses Modells sind: Jeder Mensch mit Diabetes kann von Anfang an in der Selbsttherapie geschult werden, wobei er immer auch die Möglichkeit haben muß, seine unangenehmen Gefühle gegenüber dem Diabetes zum Ausdruck zu bringen. Ziel der Behandlung ist nicht ein „endgültiges Akzeptieren" des Diabetes, sondern die Hilfe dabei, daß der Betroffene mit seiner individuellen Mischung aus unangenehmen und angenehmen Gefühlen es lernt, gelasse-

**Schulung ist fast immer möglich.**

ner zu werden. Gute Kenntnisse und Fertigkeiten der Diabetes-selbstbehandlung helfen dabei.

Wer eine „Verschnaufpause“ braucht, kann ja leider nicht mit der Therapie aufhören, wenn er sich nicht gefährden will. Es gibt jedoch Formen, einmal vom Diabetes etwas auszu-spannen, indem man z.B. eine Weile nur noch das absolut Notwendige tut. Sie tun es vielleicht sowieso einmal, wenn Sie das Gefühl haben, einfach nicht mehr zu können. Wäre es da nicht besser, es bewußt und rechtzeitig zu tun, bevor man gar nicht mehr anders kann und dann auch noch ein schlech-tes Gewissen bekommt? Es ist so ähnlich, als wenn man krank wird: Hält man immer wieder bis an die Grenze seiner Mög-lichkeiten durch und schleppt sich zur Arbeit, bis man nicht mehr kann und vielleicht in eine depressive Krise fällt? Oder wäre es besser, sich rechtzeitig und bewußt, ohne schlechtes Gewissen, seine Kräfte einzuteilen, krank zu sein, wenn man krank ist, und seine Leistungsfähigkeit länger zu erhalten? Vielleicht kann ich in einer Ruhepause meine Gefühle gegen-über dem Diabetes verändern, indem ich meine Gedanken kritisch überdenke und andere Umgangsformen mit dem Dia-betes ausprobiere.

Gedanken, die die gefühlsmäßige Abwehr des Diabetes be-gleiten, sind oft unlogisch oder übertrieben (vgl. das Kap. „Unangenehme Gefühle hängen zusammen mit negativen Bewertungen“), und trotzdem lassen sie uns nicht so einfach los. Wir müssen sie immer wieder überdenken, bis realisti-sche Gedanken die Oberhand gewinnen können. Wer sich seinen Umgang mit dem Diabetes bewußt macht, dem kann es gelingen, im eigenen Rhythmus Zeiten der Abwehr etwas abzukürzen und sich insgesamt weniger über den Diabetes aufzuregen. Er kann seine Fähigkeiten, Probleme zu lösen, vielleicht besser nutzen und lernen, sie auch auf Diabetes-probleme anzuwenden. Bewältigung ist ein Prozeß, den eige-nen Rhythmus im Umgang mit der Krankheit zu finden, zu wissen, wie man selbst solche Prozesse durchlebt, und da-durch zur Ruhe zu kommen.

Ob man diesen Rhythmus findet, hängt auch von den Zukunftsaufgaben ab, die man vor sich sieht. Vielleicht werden Ihre Pläne durch den Diabetes beeinflußt oder behindert. Viele Faktoren kommen hinzu: die persönlichen Möglichkeiten der Wahrnehmung und des Ausdrucks von Gefühlen, die Unterstützung durch Familienangehörige und durch das Gesundheitssystem. Die äußerlichen Faktoren spielen gegenüber den individuellen psychischen Faktoren in industrialisierten Ländern meist eine geringere Rolle. Zu allen Zeiten, auch bei ganz schlechter medizinischer Versorgung der Betroffenen, hat es Menschen gegeben, die es gelernt haben, mit ihrem Diabetes zu leben.

In Belastungssituationen erleben viele Menschen, die sonst gut mit ihrem Diabetes leben, ein Wiederaufflammen von Angst, Wut oder Traurigkeit. Gut mit dem Diabetes zu leben bedeutet keinen paradiesischen Endzustand, sondern daß der Betroffene unter normalen Umständen gut mit seinem Diabetes leben kann. Die alten unangenehmen Gefühle treten zuweilen wieder auf, aber sie gewinnen nur noch selten die Oberhand. Gut mit dem Diabetes zu leben heißt auch, die eigenen Gefühle wahrzunehmen und zulassen zu können, sowie Möglichkeiten zu finden, auch einmal „Dampf abzulassen". Wird das „Akzeptieren" zu einem selbst auferlegten Zwang, eine perfekte Lösung zu finden, so besteht die Gefahr, in eine neue Form der Verleugnung zu geraten, nämlich in die Verleugnung der eigenen unangenehmen Gefühle.

**„Ich kann meinen Diabetes nicht akzeptieren!"**

Wenn man darüber nachdenkt, ob man den Diabetes akzeptiert - ich habe ja schon davor gewarnt -, dann kann es einige Probleme geben. Wer merkt, daß bei ihm immer wieder unangenehme Gefühle gegenüber dem Diabetes hochkommen, beschreibt das vielleicht mit den Worten: „Ich kann meinen Diabetes nicht akzeptieren." Das stimmt, wenn er damit meint, daß nur wenige Menschen einen Zustand erreichen, in

**Es hängt vor allem von inneren Faktoren ab, ob wir mit dem Diabetes ins Gleichgewicht kommen.**

79

dem sie gar keine unangenehmen Gefühle über den Diabetes haben. Gleichzeitig sagt er aber damit, daß er nur mit einem völligen Akzeptieren zufrieden sein kann. Dies Ziel ist aber unrealistisch, denn das Akzeptieren ist nie vollkommen (was weder notwendig noch erstrebenswert ist).

**Den Diabetes akzeptieren zu wollen schafft oft zu hohe Erwartungen.**

Mit dem „Ich kann den Diabetes nicht akzeptieren" stellen sich einige Menschen sogar Fallen, in die sie dann selbst hineinlaufen. Einige Betroffene meinen damit z.B. so etwas wie: „Wie kann ich mich mit einer Behinderung überhaupt akzeptieren? Ich bin mit dem Diabetes behindert, krank, kaputt, und das kann ich doch nicht akzeptieren!" Sie erleben depressive Gefühle und glauben, daß sie sich dem Diabetes unterwerfen, wenn sie versuchen würden, trotzdem gelassener mit dem Diabetes umzugehen. Weil der Diabetes so böse ist, muß ich ständig auf ihn böse sein, damit er mich nicht besiegt. Das ist das magische Denken von Kleinkindern. Wenn man so denkt, macht man sich selbst depressiv und appelliert auf diese Weise an die Umwelt, Mitleid und Hilfe zu spenden (die aber auch nichts nützt, weil das Problem im Prinzip gleich bleibt). Wer glaubt, er müsse völlig gesund sein, um sich akzeptieren zu dürfen, sollte sich einmal umsehen. Wer bliebe da denn übrig, der sich akzeptieren könnte?

**Akzeptieren heißt nicht, gleichmütig zu werden.**

Der Satz „Ich kann den Diabetes nicht akzeptieren" kann auf eine andere Weise zu einer sich selbst erfüllenden Prophezeiung werden, zu einem Programm, über dessen Richtigkeit der Betroffene mit seinem eigenen Handeln und Erleben entscheidet, und zwar so: „Was auch immer ich für den Diabetes tue (getan habe, tun werde) - ich will nie aufhören, dies als eine große Einschränkung zu bewerten und mich darüber zu ärgern." Dieser Mensch muß wegen seiner Prognose geradezu darauf achten, daß er sich nicht an den Diabetes gewöhnt, denn sonst müßte er seine Einstellung ändern. Ein Beispiel dafür war die anfangs beschriebene Sonja. Sie erlaubte es sich daher niemals, am nächsten Tag dieselben BE-Mengen essen (Aber da sie zu selten testete, lief das nicht besonders gut). Es ist, als ob solch ein Mensch vor anderen demonstrie-

ren muß: Der Diabetes ist eine so schlimme Sache, daß ich
ihn nicht gelassen nehmen darf, sonst glaubt es mir keiner.
Auch das ist eine selbstgebaute Falle.

Mit solchen selbstschädigenden Gedanken kann man unangenehme Gefühle gegenüber dem Diabetes am Leben halten
und sogar verstärken. In solchen Fällen kann es sehr wichtig
werden, sich die gefühlsmäßigen und gedanklichen Vorgänge
klar zu machen, die eine bessere Bewältigung behindern. Für
viele Betroffene hat es auch mit Trauer zu tun, wie sie ihren
Weg mit dem Diabetes finden.

### Gefühle zum Ausdruck bringen

Klinische Psychologen gehen davon aus, daß ein Mensch einen Verlust um so besser bewältigt, je deutlicher er die im
Trauerprozeß bei ihm auftretenden Gefühle wahrnehmen und
ausdrücken kann. Sie glauben, je bewußter jemand die einzelnen Gefühle erlebt, um so wahrscheinlicher ist es, daß er
von allein lernt, mit dem Verlust zurechtzukommen. Aber
das ist kein psychologisches Gesetz, aus dem man eindeutige
Regeln ableiten könnte.

Normalerweise treten bei Menschen mit Diabetes keine
Trauerphasen auf, und die Reaktionen laufen nicht in einer
bestimmten Reihenfolge ab. Wenn sich bei Menschen, die
mit dem Diabetes seelisch nicht zurechtkommen und die deshalb therapeutische Hilfe suchen, zeigt, daß sie bestimmte
Gefühle unterdrückt haben, so kann der Zusammenhang für
andere Menschen trotzdem ganz anders sein. Viele kommen
glücklicherweise mit dem Diabetes gut zurecht, obwohl sie
Schwierigkeiten haben, ihre Gefühle zu zeigen. Es ist nicht
bewiesen und auch kaum beweisbar, daß der Ausdruck von
Gefühlen immer eine notwendige Bedingung für die Bewältigung ist. Es ist eine Vermutung, die aufgrund vieler Fälle von
unbewältigter Trauer plausibel ist, mehr nicht.

Plausibel ist auch, daß ein Mensch, der seine Gefühle dort
ausdrücken kann, wo sie entstehen, weniger der Gefahr un-

**Trauerphasen
sind nicht
typisch.**

terliegt, seine Gefühle zu verzerren, zu verwechseln oder an die falschen Adressaten zu richten. Wenn ich meine Wut äußern kann darüber, welche Beschränkungen mir mein Diabetes auferlegt, so werde ich meinen Zorn weniger auf die Umwelt richten, die vielleicht zu wenig Rücksichten auf meinen Diabetes nimmt. Wenn ich meine Angst vor Folgeerkrankungen wahrnehmen und äußern kann, werde ich mit weniger Panik Vorsorgemaßnahmen ergreifen und bewußter entscheiden, inwieweit ich mein Leben wegen des Diabetes einschränke. Aber selbst wenn wir davon ausgehen, daß der bessere Umgang mit den eigenen Gefühlen die Bewältigung des Diabetes nicht garantiert, so werden wir doch vermuten, daß er die Bewältigung fördert. Kaum einer denkt heute noch, er könne ein Gefühlsproblem dadurch lösen, daß er die Gefühle verleugnet und versteckt. Man kann also sagen: Schaden wird es sicher nicht, wenn ich lerne, meine Gefühle besser wahrzunehmen und auszudrücken. Auch wenn ich damit vielleicht mein Diabetesproblem noch nicht löse, werde ich spontaner, freier, offener, und meine Umwelt kann mich besser verstehen.

**Es ist hilfreich, seine Gefühle zu zeigen.**

Etwas Vorsicht ist doch geboten, weil es auch schädliche Formen gibt, einen vermeintlich besseren Umgang mit den Gefühlen zu lernen. Wenn jemand in einer Gruppe (und es gibt leider auch Scharlatane, die solche Gruppen durchführen) dazu gebracht wird, bestimmte Gefühle zu haben - sonst sei er nicht normal - oder gezwungen wird, diese zu äußern - weil er sonst seelisch krank werde -, so ist das schlimm.

**Zwang ist keine Hilfe.**

Jeder muß selbst nach seinen Möglichkeiten, seiner Bereitschaft und seinem Lerntempo herausfinden, welche Gefühle er gegenüber seinem Diabetes hat und wie er sie ausdrücken kann und will. Dazu bedarf es eines oder mehrerer Gesprächspartner in einer Gruppe (am besten mit psychologischer Anleitung), mit dem bzw. denen über diese Gefühle ohne Druck gesprochen werden kann.

Solche Gruppen existieren an einigen Diabeteszentren. Wer dazu keinen Zugang hat, kann versuchen, über Verbände von

Betroffenen oder Kontaktstellen für Selbsthilfegruppen selbst eine solche Gruppe zu gründen.

Ein offener und ehrlicher Ausdruck der Gefühle gegenüber dem Diabetes hilft vielen Menschen bei der Bewältigung, aber er ist kein Allheilmittel. Denn es kann trotzdem passieren, daß jemand sehr lange in einer bestimmten Reaktion auf den Diabetes „hängenbleibt" und nicht recht herausfindet. Da mag es weiterhelfen, sich einmal genauer mit den Gedanken über den Diabetes zu beschäftigen.

# Gedanken über den Diabetes

Die meisten Menschen antworten auf die Frage, warum sie deprimiert, ärgerlich oder wütend sind, daß dies an bestimmten äußeren Umständen - Verlusten, Gefahren oder Angriffen - liege. Aber wenn man sich dies genauer ansieht, stimmt es so nicht. Denn es finden sich für jedes Ereignis meist auch Menschen, die anders darauf reagieren. Wenn mir jemand sagt: „Da haben Sie ja ziemlichen Quatsch zusammengeschrieben!" - so kann es sein, daß ich mich darüber ärgere. Aber ich muß es keinesfalls tun, z. B. wenn ich mir selbst ganz sicher bin, daß es kein Quatsch ist. Dann werde ich eher an der Kompetenz des Kritikers zweifeln. In Wirklichkeit sind also die eigenen Gedanken viel entscheidender dafür, welches Gefühl auf ein äußeres Ereignis entsteht.

**Gedanken
entscheiden
über Gefühle.**

Menschen, die plötzlich erfahren, daß sie Diabetes haben, reagieren oft mit einem Schock. Aber andere Menschen erleiden keinen Schock, auch nicht mit Verspätung. Also kann es nicht der Diabetes selbst sein, der den Schock bewirkt. Fragt man weiter, so wird man hören: „Ich werde früher sterben. Ich darf nicht mehr essen, was ich will. Ich bin kaputt. Würdest du da nicht auch schockiert sein?" Natürlich, fast alle wären schockiert, wenn sie so oder ähnlich über ihren neu entdeckten Diabetes denken. Fragt man jemanden, der nicht schockiert war, nach seinen Gedanken, so wird er evtl. sagen: „Ich dachte, daß ich das irgendwie hinkriegen werde."

**Phantasien
wirken wie die
Realität.**

Nehmen wir noch ein Beispiel. Viele Betroffene haben Angst wegen der Folgeerkrankungen. Aber sind es die Folgeerkrankungen, die Angst machen? Die sind ja noch nicht eingetreten. Es sind die Gedanken an die Folgeerkrankungen, z. B. „Es wäre schrecklich, wenn ich wegen des Diabetes früher sterben müßte oder wenn ich blind würde." Wenn jemand zu sich dagegen sagt: „Es kann sein, daß ich einmal blind werde. Das wird eine schwierige Umstellung für mich sein." - so wird er nicht dieselbe große Angst spüren.

Fragt man einen Betroffenen, warum er ein bestimmtes Verhalten nicht verändert, so hört man auch in diesem Fall meist Begründungen mit äußeren Ereignissen wie z.B. auf Tafel 2/3.

---

> * **Ich will nicht öfter spritzen, weil das weh tut.**
>
> * **Ich will keine Selbstkontrolle machen, weil ich nicht so viel Zeit habe.**
>
> * **Ich will nicht jedes Essen berechnen, weil ich dann kein Mensch mehr bin.**

**Tafel 2/3: Schwierigkeiten mit der Therapie: Wie finden Sie diese Begründungen?**

---

Auch hier erkennt man schnell die Gedanken, die beteiligt sind. Z. B. hängt es sicher auch von der Einstellung zum Spritzen ab, wie weh das Spritzen tut; spritze ich im Gedanken an die damit verbundene Selbstbeschädigung und finde diese „schrecklich", tut es öfter weh (vgl. das Kap. „Angst vor Spritzen").

Oder was die Zeit zur Selbstkontrolle angeht: Jeder hat Zeit zur Selbstkontrolle. Der wirkliche Gedanke ist dabei manchmal: Ich will mir diese Zeit nicht nehmen, weil ich mich mit dieser „schrecklichen" Krankheit so wenig wie möglich beschäftigen will. Und wer schließlich den dritten Satz über sein Essen sagt, gesteht schon zu, daß es wohl an seiner eigenen Bewertung liegt, daß er seine Ernährung nicht kontrollieren will. Er meint wohl nicht, daß er durch die Essensberechnung zum Affen oder zur Maschine wird, sondern eher: „Wenn ich jedes Essen berechne, dann bin ich nicht mehr spontan, und das finde ich schrecklich." Es sind also in allen drei Fällen nicht die Veränderungen, die tatsächlich eintreten würden, sondern die Gedanken über die Veränderungen, die eine Veränderung behindern.

**Ich habe keine Zeit zur Selbstkontrolle.**

Wenn es also in Wirklichkeit die Gedanken über Ereignisse sind, die uns zu schaffen machen und notwendige Veränderungen behindern, so können wir vielleicht lernen, diese Ge-

85

danken herauszufinden und so zu verändern, so daß wir nicht mehr ständig ärgerlich oder deprimiert sind und daß wir risikofreudiger in bezug auf Veränderungen werden. Man kann prüfen, welche Bewertung der Realität angemessener ist und mit unseren Zielen besser im Einklang steht. Wer Blindheit für schrecklich hält, müßte z. B. eigentlich denken, daß jeder Blinde ein schreckliches Leben mit ständigem Leiden führe.

**Bewertungen lassen sich verändern.**

Dies entspricht aber nicht der Bewertung vieler Blinder selbst, und es ist deswegen nicht realistisch. Würde derjenige in der Schulungsgruppe das Gespräch mit einem Blinden suchen, würde sich evtl. seine Überzeugung schnell verändern. Und mit der Bewertung „schrecklich" wird er viel Angst bei sich erzeugen, was er meist selbst gar nicht will. Die Alternative „Wenn mir das passieren würde, wird eine schwierige Umstellung für mich sein" ist besser, weil sie der Realität angemessener ist und weil sie zu geringerer Angst führt.

# Welch ein Glück, daß ich Diabetes habe

Glücklicherweise gibt es nicht nur unangenehme Gefühle und negative Gedanken gegenüber dem Diabetes. Ich kenne einige Betroffene, die sagen: „Mit meinem Diabetes bin ich doch noch ganz gut weggekommen. Stell Dir vor, ich hätte... das wäre doch viel schlimmer." Wer das ehrlich meint, hat einen wichtigen Schritt getan, seinen Diabetes nicht mehr als Katastrophe zu betrachten. Denn es gibt doch tatsächlich sehr viel einschränkendere Behinderungen, also ist die Bewertung realistisch. Wer so spricht, ist zwar nicht glücklich über den Diabetes, aber er erträgt ihn leichter. Um solche Bewertungen soll es hier nicht gehen. Die folgenden Überlegungen gelten den Betroffenen, die versuchen, ihrem Diabetes eine vorwiegend positive Bedeutung zu geben.

**Diabetes ist keine Katastrophe.**

Sollten Sie Ihren Diabetes vor allem positiv sehen: Warum lesen Sie dieses Buch? Den Diabetes nur positiv zu sehen, erfordert einige Realitätsverkennung. Wer sich vornimmt, das Problem der Bewältigung dadurch zu lösen, daß er sich immer wieder positive Gedanken suggeriert und negative Gedanken verleugnet, setzt sich unter einen ähnlichen Druck wie derjenige, der den Diabetes verleugnet. Nur daß das Verbot, überhaupt an den Diabetes zu denken, hier als Verbot erscheint, etwas Negatives über den Diabetes zu denken. Kommt diesem Menschen ein negativer Gedanke über seinen Diabetes doch immer wieder, so ist er oft stark irritiert, weil er merkt, daß seine Bewältigungsstrategie nicht so gut funktioniert, wie er dachte. Evtl. schließt er fälschlicherweise daraus, er könne den Diabetes nie bewältigen. Das wäre eine selbstgebaute Gedankenfalle.

### Dem Diabetes eine Bedeutung geben

Ein verwandtes Problem liegt vor bei Betroffenen, die Schwierigkeiten haben zu akzeptieren, warum es gerade sie getroffen hat (vgl. „Das hätte mir nicht passieren dürfen." im Kap. „Unangenehme Gefühle hängen zusammen mit negativen Bewertungen"). Einige versuchen, das Problem so zu lösen, daß sie ihrem Diabetes eine besondere Ursache, oft eine seelische, zuschreiben. Die erbliche Belastung und Virusinfektionen reichen ihnen als Ursachen für ihren Diabetes nicht aus (auch wenn es bisher die einzigen allgemein erwiesenen Ursachen sind). Es ist, als wenn sie sich sagen: Wenn mir so etwas passiert, dann muß es schon besondere Gründe haben, sonst dürfte es nicht sein. Und da es mühselig oder sogar unmöglich ist, die biochemischen oder organischen Entstehungsgründe im Einzelfall zu rekonstruieren, suchen sie nach einer psychologischen Bedeutung des Diabetes für ihr Leben. Z. B.:

**Der Diabetes
muß doch eine
Bedeutung
haben.**

■ Daß ich Diabetes bekommen habe, liegt daran, daß ich mehr Zuwendung von meiner Mutter wollte, und mein Diabetes hat mir dies ermöglicht.

■ Diabetes hat viel mit Essen zu tun. Ohne Liebe fängt man an zu fressen. Daß ich an Diabetes erkrankte, sollte meinen Eltern zeigen, wie wenig Liebe sie mir gaben.

■ Mein Körper hat mit Diabetes reagiert, damit ich mein ungesundes Schlemmerleben beende.

Solche Zuschreibungen von Ursachen mögen einigen Betroffenen helfen, aber es ist auch riskant, solche Bedeutungen zu verleihen, weil sie eine realistische Wahrnehmung behindern können. Ich vergleiche diese Aussagen mit einem anderen Beispiel. Jemand erzählte mir einmal: Daß der Mauerstein genau neben mir herunterfiel, sollte mir zeigen, daß ... (hier sind verschiedene Dinge einsetzbar, z. B. daß Gott mich liebt usw.) Es reichte ihm nicht festzustellen, daß er Glück gehabt hatte, oder daß er wegen vieler Bedingungen im kritischen Moment an einer ungefährlichen Stelle stand. Er suchte eine

„tiefere" Bedeutung. Aber wer sollte ihm mit dem Mauerstein etwas zeigen wollen? Mir würde es genügen, wenn beobachtbare Tatsachen und logisches Denken ausreichen, um die Gründe für ein Ereignis zu finden. Dazu gehört auch zu wissen, daß für ein einzelnes Ereignis normalerweise nicht alle Ursachen auffindbar sind, solange man auch sucht, sondern oft nur Angaben möglich sind, wie wahrscheinlich ein Umstand zu dem Ereignis beigetragen hat (z. B. die Virusinfektion zum Diabetes). Vieles im Leben ist tatsächlich unsicher und unvorhersehbar, und man kann lernen, mit dieser Realität zu leben.

**Es gibt auch Dinge, die einfach passieren.**

### Chancen und Gefahren der Sinnsuche

Was kann mit Aussagen, der Diabetes habe diese oder jene Funktion für einen Menschen, gemeint sein? Ich möchte zwei Denkweisen unterscheiden und anschließend auf ihre Plausibilität prüfen.

1) Die Überzeugung, daß der Diabetes tatsächlich durch psychische Faktoren (mit-)bedingt wurde.

2) Die Überzeugung, daß der Diabetes im Leben des Betroffenen bestimmte Funktionen hat oder das Bedürfnis, dem Diabetes je nach den Lebensumständen eine Bedeutung zu geben.

Ein Beispiel für diese Sichtweise 1 wäre:
*„Ich habe Diabetes bekommen, weil ich nicht in der Lage war, Liebe zu geben und zu empfangen."*

Dann wäre Diabetes sozusagen eine Strafe oder Konsequenz eines bestehenden Mangels der Persönlichkeit, eines Mangels an Zuwendung oder einer psychischen Belastung. In diesem Sinne beschreibt z. B. der esoterische Autor Thorwald Dethlefsen Diabetes als „eine Störung der Liebesfähigkeit" (in seinem Buch Krankheit als Schicksal, 1990, S. 190), und zwar so:

**Eine
esoterische
Sichtweise.**

*„Da man aber nur Liebe aufnehmen kann, wenn man zu ge-
ben bereit ist, zwingt der Diabetes den Kranken, die Liebe in
Form von nicht assimiliertem Zucker im Urin wieder herzu-
geben... Er will Liebe. Er traut sich nicht, den Bereich aktiv
zu verwirklichen. Und er sehnt sich danach. Er kann sie nicht
bekommen, weil er nicht zu geben bereit ist und nicht zu
geben gelernt hat. Und der Zucker, die Liebe, fällt durch ihn
hindurch. Er muß ihn unassimiliert ausscheiden.“*

Falls Sie das ebenso wie ich für ausgemachten Quatsch halten: Es geht hier nicht darum, ob die Liebes-Theorie stimmt,
sondern darum, daß überhaupt psychologische Ursachen für
die Diabetesentstehung genannt werden. Denn bis heute fehlt
dazu jeglicher Beweis durch wissenschaftliche Studien. Es sieht
nicht gerade danach aus, als ob Herr Dethlefsen ernsthaft
darüber nachgedacht oder gar geforscht hätte. Offenbar hat
er noch nie etwas davon gehört, daß Diabetes Typ 1 eine ganz
andere Erkrankung ist als Diabetes Typ 2.

**Diabetes ist
keine psychoso-
matische
Erkrankung.**

Ist es denn überhaupt denkbar, daß ein psychologischer Prozeß einen spezifischen Autoimmunprozeß (Typ-1-Diabetes)
oder eine Insulinverwertungsstörung (Typ-2-Diabetes) auslösen könnte?
Bei psychosomatischen Störungen des Magen-Darm-Trakts
ist ein Zusammenhang zwischen Erkrankung und seelischer
Belastung sehr naheliegend, weil bei vielen Menschen Belastungen „auf den Magen gehen“ oder zu Störungen der Ver-
dauung führen können. Diabetes ist aber offenbar eine ganz
andere Art von Erkrankung als diejenigen, die traditionell zu
den psychosomatischen Erkrankungen gerechnet werden.
Diese hängen in erster Linie mit dem vegetativen Nervensy-
stem zusammen und haben meist einen phasischen Verlauf
(bestimmte Formen von Asthma, entzündliche Darmerkran-
kungen), ihre Erscheinung verändert sich deutlich mit der
psychischen Situation des Betroffenen. Bei Diabetes sind diese Aspekte sekundär. Es fehlt ein Hormon, und dieser Mangel
verursacht relativ beständig dieselben Probleme, die stets auf

die gleiche Art therapiert werden müssen. Anders gesagt:
Diabetes ist ersichtlich ein Prozeß, der nach körperlichen
Spielregeln verläuft, so daß für psychologische Ursachen nur
wenig Raum verbleibt.

Allenfalls wäre in einer modernen, ganzheitlich-medizinischen
Sicht zu erwägen, ob es sein könnte, daß jemand unter bestimmten seelischen Belastungen der Erkrankung weniger
Widerstand entgegensetzt, so daß sie den Körper eher befal-
len kann. Aber es gibt bisher keinen empirischen Beleg dafür,
daß Diabetes bei bestimmten psychischen Bedingungen, z. B.
mangelhafter Geborgenheit, eher auftritt, im Gegenteil: es
hat den Anschein, daß Kinder, die unter ungünstigeren hygie-
nischen und psychosozialen Bedingungen leben, seltener von
Diabetes betroffen sind. Dies wird mit einer besseren Immun-
abwehr erklärt. Es ist nach dem heutigen Erkenntnisstand
deshalb nicht realistisch, Menschen mit Diabetes auf eine
psychische Ursache ihrer Erkrankung zu orientieren.

Ein Beispiel für die Sichtweise 2 wäre:
*„Der Diabetes will mir etwas sagen."*

## Eine Botschaft des Diabetes?

In einer finalen Betrachtungsweise hört man gelegentlich von
Betroffenen Auffassungen, daß der Diabetes eine wichtige
Botschaft überbracht hat. So könnte er z.B. dem Betroffenen
ein Signal geben, sich mehr um sich selbst zu kümmern. Aber
wo ist das Steuerungszentrum, das Inselzellen ausschaltet,
um ein psychisches Ziel zu erreichen? Das müßte doch ein
sehr weitsichtiger Homunculus in uns sein. Denn die meisten
Betroffenen passen sich auf sehr unterschiedliche Weise dem
Diabetes an, und dieser Prozeß hat kein Ende. Sehr plausibel
wäre es daher nicht, daß der Diabetes eine bestimmte Botschaft überbringen soll.

In vielen neueren Richtungen der Psychotherapie ist es mo-
dern geworden, Aspekte der Person oder Teile des Körpers zu
personifizieren, um mit ihnen „kommunizieren" zu können.
Beim Diabetes kann das z. B. so klingen: „Der Diabetes sitzt

91

auf diesem Stuhl, sprich mal mit ihm." Oder: „Sei einmal dein Diabetes, was sagt er dir?" Damit eröffnen sich u. a. Möglichkeiten, bestimmte Gefühle gegenüber dem Diabetes (vor allem unangenehme, die bisher evtl. noch nicht geäußert wurden) zu erkennen und auszudrücken. Aber wenn man den Diabetes selber „sprechen" läßt, so sind es im wesentlichen doch gedankliche Spielereien. Denn bevor der Diabetes durch meinen Mund spricht, muß ich mir doch überlegen, was er alles so sagen könnte.

### Positive Seiten des Diabetes?

Etwas anderes ist es, dem Diabetes selbst eine Bedeutung zu geben. So kann man den Diabetes z.B. als eine Krücke benutzen, bestimmte Dinge zu tun, die man ohnehin gern tun würde, aber man nur mit Anstrengung durchhält. Ein Betroffener, der z.B. erkennt, daß er mit dem Diabetes von seinem Partner liebevoll versorgt wird, erkennt vielleicht im Diabetes die Möglichkeit, nicht mehr alles allein zu machen und

andere auch einmal um Hilfe zu bitten. Dem Diabetes auf diese Weise eine Bedeutung zu geben, ist im Rahmen der Lebensentwicklung ein normaler Vorgang. Jeder Mensch nimmt immer wieder neue Bewertungen von Vorgängen in seinem Leben vor und bringt sie in Zusammenhang mit seinen Bedürfnissen und Handlungen. Der wesentliche Unterschied zu den vorher genannten Sichtweisen liegt darin: Der Mensch weiß, daß er selbst die Bedeutung zuschreibt, und daß er diese Zuschreibung jederzeit verändern kann.

Menschen, die schlecht nein sagen können, werden durch den Diabetes manchmal zum erstenmal in die Lage versetzt, von anderen etwas zu fordern. Diese Chance sollten sie nutzen (und dem Diabetes danken). Z. B.: „Ich muß jetzt erst einmal testen und spritzen, dann können wir weiter sehen." Allerdings sollten die Betroffen versuchen, die neuen Möglichkeiten, etwas für sich selbst zu fordern, dann unabhängig vom Diabetes weiterzuentwickeln und sich nicht dauerhaft hinter ihrem Diabetes zu verstecken. Sie würden sonst ihre Chance nicht nutzen, insgesamt selbstbewußter aufzutreten. Man kann sich durchaus auch einmal die Frage stellen, ob der Diabetes bei aller Belastung auch positive Seiten haben könnte. Gibt es irgend etwas, was ich besser kann, seitdem ich Diabetes habe, was mir leichter fällt, wobei mir mein

- Ich kann mich hinter meinem Diabetes verstecken, ihn als Ausrede benutzen, etwas nicht zu können oder mich zurückzuziehen.
- Ich kann als Betroffener meine Bedürfnisse besser als vorher ausdrücken und durchsetzen.
- Seitdem ich Diabetes habe, bin ich körperbewußter geworden. Ich achte viel mehr darauf, was meinem Körper gut tut und was nicht, nicht nur beim Essen.
- Durch die Veränderungen, die mein Diabetes von mir verlangte, habe ich erst wieder gemerkt, was ich alles noch verändern kann.
- Seitdem ich meinen Diabetes selbst kontrolliere, kann ich mich auch allgemein besser kontrollieren. Was bei Diabetes geht, versuche ich auch in anderen Bereichen.
- Ich kann Behinderte besser verstehen, seitdem ich durch meinen Diabetes selbst behindert bin.
- Durch meine bewußtere Planung des Tagesablaufs nutze ich meine Zeit bewußter, habe ich mehr Zeit zur Verfügung.
- Mein Diabetes hat mich gelehrt, regelmäßiger zu leben, und das ist gut für mich.
- Mein Diabetes hat mich gelehrt, mich gesünder zu ernähren, was ich vorher gar nicht getan habe. Seitdem fühle ich mich wohler.
- Seitdem ich Diabetes habe, ist mir ganz klar, daß mit dem Älterwerden immer mehr Korperorgane in ihrer Funktion nachlassen. Ich erlebe sehr viel bewußter, was ich alles noch kann.
- Seitdem ich Diabetes habe, ist mir auch gefühlsmäßig klar geworden, daß ich nicht unsterblich bin. Es sind mir jetzt ganz andere Dinge wichtig, und das ist ein Gewinn für mich.

**Tafel 2/4: Positive Bewertungen des Diabetes.**

Diabetes geholfen hat? Wenn eine Selbsthilfegruppe diese Fragestellung bearbeitet, so ergibt sich bald eine erstaunlich lange Liste. Tafel 2/4 zeigt einige der Antworten aus einer Diskussion.

Besonders am Anfang bemühen sich viele Betroffene, im Diabetes eine positiven Sinn zu erkennen. Der graue Diabetesalltag deckt dies oft wieder zu. Aber wenn man versucht, sein Leben mit dem Diabetes mit etwas Abstand zu betrachten, können auch positive Aspekte wieder hervortreten. Dabei handelt es sich einerseits um kurzfristige Vorteile, die eine größere Schwierigkeit überdecken helfen (z. B. Diabetes als Ausrede), andererseits aber um wirkliche Hilfen in der persönlichen Entwicklung (z. B. Leiden und Tod besser akzeptieren zu können). Überprüfen Sie bitte einmal die positiven Gedanken in Tafel 2/4 daraufhin, welche Sie auch so denken könnten und welche Ihre Einstellung zum Diabetes bereichern könnten.

**Den Diabetes nicht benutzen, um ungerechtfertigte Vorteile zu erlangen.**

Die kurzfristigen Vorteile habe ich nur um der Vollständigkeit willen erwähnt. Sie spielen m. E. für einem guten Umgang mit dem Diabetes nur eine untergeordnete Rolle und können sogar, wenn sie ein zu großes Gewicht bekommen, unangenehme Rückwirkungen für den Betroffenen haben. Ich denke dabei an Menschen, die den Diabetes - mehr oder weniger bewußt - als Waffe und Möglichkeit einsetzen, Vorteile zu erlangen (finanzielle Einsparungen, Schonung vor unangenehmen Arbeiten, Flucht in die Krankheit). Wer von seiner Persönlichkeit her dazu neigt, Dinge vor allem unter dem Aspekt zu sehen, welche Vorteile und Erleichterungen sie bringen, kann dies natürlich auch beim Diabetes tun. Er muß genauso wie jeder andere entscheiden, welche Ziele er mit seinem Verhalten erreicht und welche nicht, ob er damit zufrieden leben kann oder ob er es ändern will. Wer seinen Diabetes wenig akzeptiert und sich quasi für den Diabetes an anderen rächen will, denkt und handelt selbstschädigend und wird es wahrscheinlich nicht erreichen, gut mit dem Diabetes zu leben.

## Positives Denken?

Wenn ich in der Gruppe über positive Sichtmöglichkeiten spreche, wird dies manchmal so mißverstanden, als wollte ich negative Bewertungen durch unrealistische positive Bewertungen des Diabetes ersetzen, die man sich dann „einreden" soll. Wer dies versucht, wird bald merken, daß das nicht gut funktioniert. Das liegt daran, daß man, wenn man sich etwas Positives einzureden versucht, gleichzeitig meist immer noch an die alten (selbstschädigenden) Bewertungen glaubt. Entscheidend ist, daß die negativen Bewertungen des Diabetes entkatastrophisiert werden; ob dann positive Bewertungen hinzukommen, ist eher Nebensache. Das ist auch der Grundfehler am sogenannten „positiven Denken".

Das Ziel dieser Aufzählung positiver Gedanken ist es keineswegs, realistische negative Gedanken durch gewaltsam positiv verzerrte zu ersetzen. Das wäre Selbstbetrug. Vielmehr geht es bei einer vollständigen Wahrnehmung aller Aspekte des Diabetes darum, auch die positiven Möglichkeiten wahrzunehmen. Es wäre aber nicht hilfreich, wenn man sich negative Gedanken, die richtig sind, verbieten würde. Aber man kann ja alle Dinge von zwei Seiten sehen. In dem bekannten Beispiel dafür, worin sich Pessimisten und Optimisten unterscheiden, stellt sich der Prozeß von der Katastrophisierung bis zur Auffindung positiver Seiten etwa so dar:

1. Wie schrecklich! Das halbe Glas ist schon leer, ich muß unbedingt noch mehr haben! (Katastrophe)
2. Das halbe Glas ist leer, schade. Aber das bleibt nicht aus, wenn man davon trinkt. (Akzeptierung der Tatsachen)
3. Wie schön, daß ich noch ein halbes Glas voll habe. (Positive Seite)
4. Ich werde jeden Schluck bewußt genießen. (Neue Lebensperspektive)

Die realistische Wahrnehmung aller Aspekte des Diabetes hilft mir, den Diabetes in seinen Risiken und auch Chancen zu erkennen und bewußt in mein Leben einzubeziehen.

**Realistisch und positiv ist zweierlei.**

**Vom Pessimismus zum Optimismus.**

95

### Chancen und Gefahren psychologischer Interpretationen des Diabetes

Wer seinem Diabetes eine Bedeutung für sein Leben hier und jetzt geben kann, kann sich damit vielleicht sogar helfen, seine Ziele besser zu erreichen. Aber wer rastlos nach der wahren psychologischen Bedeutung seines Diabetes sucht, weil er nicht ertragen kann, daß sein Diabetes keine Bedeutung hat, sagt etwas Ähnliches wie: Es hätte mir (sonst) nicht passieren dürfen. Was wird ein Mensch tun, der glaubt, daß er deswegen erkrankt ist, weil er nicht gelernt hat, Liebe zu geben? Er wird nach Belegen suchen, ob das Problem bei ihm vorliegt. Findet er sie, so wird er seinem Diabetes die behauptete Bedeutung geben, evtl. Veränderungen in seinem Leben vornehmen, die diese Bedeutung berücksichtigen, vielleicht Schuldgefühle wegen früherer Unterlassungen bekommen (hier: Ich hätte lernen müssen, Liebe zu geben). Findet er keine Belege, so kann er sie einmal konstruieren (So konkret sind die behaupteten Ursachen ja nicht) oder verzagen, weil er annimmt, er verdränge da etwas oder sei zu dumm, etwas zu finden.

**Magisches Denken ist unrealistisch.**

Anstatt gewahr zu werden, daß das menschliche Denken dem Diabetes eine Bedeutung verleiht, glaubt er nun, daß Diabetes unabhängig von seinem Denken eine Bedeutung hat. Die Verlagerung seines inneren Prozesses (die Zuschreibung von Bedeutung an den Diabetes durch den Menschen) nach außen (Diabetes hat tatsächlich aufgrund einer äußeren Macht diese Bedeutung) ist ein Kennzeichen für magisches Denken. Wer einen festen Halt sucht, akzeptiert evtl. lieber eine magische Vorstellung als die Tatsache, daß es einen solchen Halt nicht gibt, egal ob ihm dies im Handeln wirklich weiterhilft. Insgesamt betrachtet erscheint mir der Schaden solcher Vorstellungen größer als ihr Nutzen, weil der Mensch mit magischen Ursachenzuschreibungen seine Offenheit für neue, überprüfte Erkenntnisse einschränkt. Solche Menschen stehen auch eher in der Gefahr, sich durch nicht überprüfte Therapien sehr zu schaden. Diabetestherapie als Teufelsaustreibung hat schon Menschen umgebracht.

Ersparen Sie sich die Suche nach „wirklichen" psychologischen Ursachen Ihres Diabetes. Nicht alles, was uns widerfährt, kann genau erklärt werden und hat eine psychologische Bedeutung. Sagen Sie sich besser: „Ich habe Diabetes bekommen, weil ich dummerweise zu den 5 % Menschen gehöre, die Diabetes bekommen; und ich bin nichts so Besonderes, daß mich so etwas keinesfalls treffen könnte." Prüfen Sie, was Sie mit Ihrem Diabetes machen, ob sie ihn vielleicht für etwas benutzen, was Sie gar nicht brauchen oder auch ohne Einsatz Ihres Diabetes vielleicht viel besser bekommen können. Und wenn Sie Ihrem Diabetes eine Bedeutung geben: Machen Sie es so, daß es Ihnen hilft, die Ziele zu erreichen, die Sie in Ihrem Leben erreichen wollen. Warum z. B. nicht mit dem Rauchen aufhören, weil es Ihnen Ihr Diabetes „sagt"?

# Unangenehme Gefühle hängen zusammen mit negativen Bewertungen

Gefühle und der Umgang mit Gefühlen entstehen im Kindesalter, sie sind die kondensierte Erfahrung von wichtigen Erlebnissen vor allem in der Familie. Mit dem Erwachsenwerden werden Gefühle ausdifferenziert und umgestaltet, aber die Grundfesten stehen schon. Wenn jemand heute die Blamage fürchtet, wenn er vor anderen etwas Neues zeigen will, hat die Abwertung von anderen, meist mächtigen Personen, schon früher real oder in der Phantasie erlebt. Es kann durchaus sein, daß er es real noch nie erlebt hat, aber dann muß die mögliche Blamage in der Familie ein Angstthema gewesen sein. Kann man denn heute etwas an den Gefühlen verändern, wenn sie schon so lange bestehen und oft fast automatisch hervorgerufen werden?

Es liegt nahe, daß eine Veränderung solcher alten Gefühle schwierig sein wird. Hier setzen viele Formen der Psychotherapie (vor allem die Psychoanalyse) an, die das Gefühlserleben aus dieser Vergangenheit heraus rekonstruieren wollen. Hier ist nicht der Ort, dies zu vertiefen. Es ist aber oft möglich, in der Gegenwart durch eine Überprüfung und Umgestaltung alter Gedanken und durch neue Erfahrungen im Handeln auch die Gefühle zu verändern. Ich habe schon gezeigt, daß unangenehme Gefühle normalerweise mit negativen Gedanken oder Einstellungen gekoppelt sind.

Welche Gedanken sind es nun, die am stärksten mit Gefühlen zusammenhängen? Mit dieser Frage hat sich vor allem Albert Ellis, der Begründer der rational-emotiven Psychotherapie beschäftigt. Denkt z. B. jemand: „Ich habe Diabetes." so wissen wir nicht, welches Gefühl er dabei hat. Er beschreibt eine Tatsache. Denkt er dagegen: „Es ist schrecklich, Diabetes zu haben." so können wir ziemlich sicher sein, daß er dabei unangenehme Gefühle (der Traurigkeit oder Wut) hat. Wir können Gedanken danach unterscheiden, wie nahe sie an den Tatsachen sind:

- die Beschreibung fügt der Wahrnehmung wenig hinzu
- die Schlußfolgerung nimmt Ergänzungen und Interpretationen vor
- die Bewertung ist eine persönliche Stellungnahme zu den Tatsachen.

Gefühle werden meist durch Bewertungen ausgelöst. Tafel 2/5 zeigt zwei Beispiele.

| Typ der Aussage | Beispiel 1 | Beispiel 2 |
|---|---|---|
| Beschreibung | Ich habe Diabetes. | Ich achte auf meine Ernährung. |
| Schlußfolgerung | Ich bin behindert. | Ich kann nicht mehr spontan und lustvoll essen. |
| Bewertungen negativ | Es ist schrecklich, mich einschränken zu müssen. | Ich kann es nicht ertragen, bei jedem Essen zu überlegen. |
| positiv | Vielleicht kann ich daraus etwas lernen. | Vielleicht hilft es mir, wenn ich mich mehr um meine Ernährung kümmere. |

**Tafel 2/5. Beschreibung, Schlußfolgerung und Bewertung**

**Tafel 2/6:**
**Beschreibungen**
**oder**
**Bewertungen?**
(vgl. Lösungs-
vorschläge im
Anhang)

1. **Diabetes ist ein schweres Schicksal.**
2. **Über Diabetesdiät gibt es unterschiedliche Meinungen.**
3. **Soll ich etwa jedes Essen berechnen?**
4. **Die Diabetestherapie behindert spontane Entscheidungen im Alltag.**
5. **Die Mitmenschnen müssen den Betroffenen mit seinen Problemen akzeptieren.**
6. **Ich finde es toll, was ich durch den Diabetes für neue Leute kennenlerne.**
7. **Eine langfristig gute Blutzuckereinstellung ist nur bei Selbstkontrolle möglich.**
8. **Als Mensch mit Diabetes muß man Dinge berücksichtigen, die andere ignorieren können.**
9. **Diabetes ist ein Gefängnis.**
10. **Der Blutzucker läßt sich leichter im Normalbereich halten, wenn der Tagesablauf des Menschen mit Diabetes nicht allzu unregelmäßig verläuft.**
11. **Manche Leute haben Vorurteile gegenüber Menschen mit Diabetes.**
12. **Es kommt vor, daß Spritzen wehtut.**

Tafel 2/6 zeigt verschiedene Beschreibungen und Bewertungen des Diabetes. Schlußfolgerungen habe ich zur Vereinfachung weggelassen. Bitte beurteilen Sie einmal, welche Aussagen Beschreibungen und welche Bewertungen sind, und machen Sie sich hinter die Sätze ein Zeichen. Es ist nicht immer ganz leicht zu entscheiden. Besonders bei Fragen übersieht man oft, daß es in Wirklichkeit versteckte Bewertungen sind. Betrachten Sie meine Auflösungen im Anhang als Anregung zum Nachdenken.

In der Regel lösen positive Bewertungen angenehme Gefühle aus (Neugier, Freude, Zufriedenheit, Stolz), während negative Bewertungen zu unangenehmen Gefühlen führen (Wut, Ärger, Unlust, Neid, Ekel). Angenehme und unangenehme Gefühle gehören zum Leben dazu. Für niemanden ist das Leben stets nur angenehm, jeder stößt irgendwann auf Mühen, Schwierigkeiten, Anstrengung oder Leid. Es ist nicht besonders lustvoll, als Mensch mit Diabetes tagaus, tagein auf eine gute Blutzuckereinstellung zu achten oder, besonders in Freizeit oder Urlaub, bestimmte Regeln einzuhalten, wenn man sich viel lieber dem Zeitrhythmus seiner Mitmenschen anpassen würde. Dies alles kann man begründet als unangenehm empfinden. Eine solche negative Bewertung ist realistisch, und sie ist hilfreich, weil sie eine Orientierung für ein realitätsbezogenes Handeln gibt. Das Gefühl gibt mir vielleicht einen Anstoß, mir irgendwie Erleichterung zu verschaffen, mit anderen über meine Gefühle zu sprechen oder sie auszuhalten, wenn sie nicht zu belastend sind. Solche unangenehmen Gefühle sind Teil unseres Lebens, das eben für jeden auch seine Schattenseiten hat.

Wenn unangenehme Gefühle sehr stark werden, so wird unsere Handlungsfähigkeit meist eingeschränkt. Mäßige Angst treibt mich zum Handeln, große Angst lähmt mich und läßt mich erstarren. Bei großer Wut mache ich vielleicht etwas, was ich mich sonst nicht getraue. Aber mit klarerem Kopf, weniger Wut und besserer Vorbereitung würde es besser gelingen. Starke unangenehme Gefühle gegenüber dem Diabetes sind, mit etwas Abstand betrachtet, selten gerechtfertigt, außer vielleicht bei einer wirklich schockierenden Information. Wenn wir starke unangenehme Gefühle in bezug auf unseren Diabetes haben, so liegt das meist daran, daß unsere Bewertungen unrealistisch, übertrieben und unlogisch sind. Solche Bewertungen nenne ich selbstschädigend. Sie machen uns unzufrieden, führen uns zu unnötigen Konflikten mit

**Positive Bewertungen lösen positive Gefühle aus.**

**Ohne Wut geht es besser.**

anderen Menschen und hindern uns, die Ziele zu erreichen, die wir eigentlich anstreben.

Der geringste Teil dessen, was wir erleben und bewerten, beruht auf einem objektiven Abbild der Realität. Es sind unsere Gedanken über die Dinge, die für unsere Gefühle den Ausschlag geben. Von Peter, einem Jugendlichen mit Diabetes, habe ich einmal folgendes gehört: „Wieso soll ich auf so vieles, was ich gerne esse und trinke, verzichten, wenn ich hinterher doch Folgeerkrankungen bekomme? Da würde ich mich über die verlorenen Jahre ärgern." Was ist Realität daran, was sind Gedanken? Vergleichen Sie mit Tafel 2/7. Zunächst scheint es real, daß der Mensch mit Diabetes auf einiges verzichten muß. Aber ist es wirklich viel, wenn man es mit allen Handlungsmöglichkeiten vergleicht, die Menschen haben? Viel ist es, wenn man einmal das Leben auf das Essen und Spontaneität reduziert, und wenn man dann noch beim Essen vor allem die Nahrungsmittel betrachtet, die man als Betroffener nicht ohne Überlegung essen sollte. Gegenüber der Realität ist also schon eine doppelte Verzerrung eingetreten, die, auf eine Kurzformel gebracht, heißt: Was Peter nur mit Überlegung essen darf, sieht er vergrößert in einem Tunnelblick.

Es trifft auch zu, daß man auch bei guter Einstellung evtl. Folgeerkrankungen noch bekommen kann, aber mit sehr geringer Wahrscheinlichkeit! Dieses geringe Risiko macht Peter zu einem sicheren Ereignis: Ich werde sowieso Folgeerkrankungen bekommen. Schließlich: Woher weiß er denn, ob er sich in 10 Jahren darüber ärgern wird, wenn er trotz guter Diabetestherapie eine Folgeerkrankung bekommen hat? Vielleicht sagt er sich auch: „Da habe ich wirklich Pech gehabt, aber wenigstens habe ich alles getan, um es zu verhindern." Man kann nie voraussehen, wie man etwas in der Zukunft bewerten wird.

> **Es sind nicht die Dinge, sondern die Gedanken über die Dinge, die uns bewegen (Epiktet).**

> „Wieso soll ich auf so vieles, was ich gerne esse
> und trinke, verzichten, wenn ich hinterher doch
> Folgeerkrankungen bekomme? Da würde ich mich
> über die verlorenen Jahre ärgern."
>
> **Denkfehler 1:** Essen und Trinken ist das Leben
> (Verallgemeinerung).
> **Denkfehler 2:** Verzichten ist eine Katastrophe
> (Katastrophisierung).
> **Denkfehler 3:** Ich bekomme sowieso
> Folgeerkrankungen (Verallgemeinerung).
> **Denkfehler 4:** Ich weiß, wie ich mein Handeln
> später einschätzen werde (Hellseherei).

**Tafel 2/7: Peters
selbst-
schädigende
Gedanken zum
Diabetes**

Der Denkfehler Nr. 4 existiert auch in umgekehrter Form: Es wird völlig verneint, daß man spätere Bewertungen abschätzen könnte. „Ich lebe jetzt nach meinen momentanen Bedürfnissen. Wie ich das einmal später bewerte, ist mir heute egal. Das weiß keiner von sich." Wer sich jetzt nicht um seinen Diabetes kümmert, glaubt normalerweise nicht, daß er sich deswegen später Vorwürfe machen könnte. Tatsächlich machen sich Betroffene aber selbst doch oft Vorwürfe, wenn durch riskante Handlungen der Diabetes zu unangenehmen Konsequenzen geführt hat. Die Betroffenen sagen selten: Passiert ist passiert, ich wußte es nicht besser. Sie machen dann auch ihren Ärzten oft Vorwurfe, daß sie sie nicht mehr unter Druck gesetzt haben. Aber da ich nur selbst für den Diabetes die Verantwortung übernehmen kann, sind allein falsche Informationen von Ärzten etwas, das ich zu Recht kritisieren kann, nicht der „fehlende Druck". Den mache ich mir selbst - oder auch nicht.

Nur wenn also Peter mit seinen Gedanken die Realität grob verzerrt, kann es zu seiner Ist-doch-alles-scheißegal-Schluß-

**Wie wichtig ist
mir meine
Zukunft?**

103

folgerung kommen. Sonst müßte er sich doch eher sagen: „Wenn ich mein Risiko für Folgeerkrankungen mit einigen Maßnahmen erheblich reduzieren kann, kann ich es versuchen, auch wenn ich damit keinen garantierten Erfolg habe."

**Schwarz-Weiß-
Denken hilft
nicht.**

Die Verzerrung des Risikos für Folgeerkrankungen („Ich kriege keine" aber „Ich kriege sie bestimmt.") bei Jugendlichen liegt oft daran, daß sie sich noch gar nicht ernsthaft mit der Zukunft beschäftigen, sondern sie (als einen wichtigen Teil der Realität) ausblenden. Würden sie sich konkret vorstellen, wie sie einen Beruf, den sie gerne ausüben, wegen Folgeerkrankungen aufgeben müssen, würden diese Denkfehler seltener sein. Aber von der Entwicklung her ist es normal für Jugendliche, nicht an später zu denken. Es hat daher auch meist keinen Zweck, ihnen mit diesen Risiken zu drohen. Viel besser ist es, wenn man ihnen zeigt, wie sie mit der Diabetestherapie als Jugendliche möglichst normal leben können.

Will ich sehr unangenehme Gefühle verändern, so kann ich dies dadurch erreichen, daß ich die mit ihnen verbundenen Gedanken suche, überprüfe und verändere. Ist der neue Gedanke besser, und ich kann mich von seiner Richtigkeit überzeugen, so verändert sich auch das unerwünschte Gefühl.

Viele unangenehme Gefühle entstehen durch einen von drei Gedanken. Ich nenne sie die drei Miesmacher. Tafel 2/8 zeigt die drei Miesmacher.

**Tafel 2/8: Die drei
Miesmacher**

1. **Es ist schrecklich, daß ... (Beispiel: ich nicht spontan essen kann).**
2. **Ich kann es nicht ertragen, daß ... (Beispiel: ich vor jedem Essen testen muß).**
3. **Es muß sein, daß ... (Beispiel: ich kerngesund bleibe) bzw.
   es darf nicht sein, daß ... (Beispiel: gerade ich Diabetes bekommen habe).**

Tafel 2/9: Warum
könnte Diabetes
schrecklich sein?

1. Diabetes ist eine gesundheitliche Katastrophe.
2. Ich kann nichts dagegen tun.
3. Diabetes zwingt mich, Dinge zu ändern, die ich nicht verändern will.
4. Es ist ungerecht, daß es gerade mich getroffen hat.

### Die drei Miesmacher

Kann man solche Gedanken verändern? Was sollte es helfen, etwas, das mir „schrecklich" erscheint, anders zu bewerten? Ist eine Veränderung dieser Gedanken überhaupt möglich?

*Miesmacher Nr. 1: Diabetes ist schrecklich - Stimmt das?*

Zunächst einmal muß man sich der Tatsache bewußt werden, daß der Gedanke „Es ist schrecklich, daß…" eine Bewertung und keine Tatsache ist. Die meisten Menschen wissen das nicht. Dabei läßt es sich einfach herausfinden. Viele Menschen finden ihren Diabetes gar nicht schrecklich, sondern nur unangenehm. Selbst Menschen, die wissen, daß sie in kurzer Zeit sterben müssen, sind meist nicht voller Angst und Schrecken. Also kann man nicht sagen, der Gedanke sei nicht zu verändern, weil Diabetes nun einmal schrecklich sei. Man kann dann zweitens überlegen, was man genau mit „schrecklich" meint und prüfen, ob denn das wirklich stimmt. „Schrecklich" könnte z. B. bedeuten (Tafel 2/9):
Reichen diese Gedanken aus, um Diabetes schrecklich finden zu müssen? Stimmen sie überhaupt? Gehen wir einmal diese Aussagen durch:
1. Richtig ist, daß Diabetes eine Bedrohung ist. Ich muß mein Leben auf den Diabetes einstellen, wenn ich lange gesund bleiben will. Aber eine Katastrophe? Fast alle Menschen

105

müssen irgendwann im Leben gesundheitsbedingt etwas ändern. Das ist ein ziemlich normaler Vorgang. Sicher gibt es viel größere Bedrohungen, z. B. eine Umweltkatastrophe. Verglichen damit erscheint die Bedrohung durch den Diabetes dann gar nicht mehr sehr groß.

2. Richtig ist, daß man den Diabetes nicht mehr los wird. Aber man kann sein Leben mit dem Diabetes so einrichten, daß man das Risiko für Folgeerkrankungen erheblich verringert. Bei solchen Möglichkeiten sagt man normalerweise nicht: Ich kann nichts dagegen tun.

3. Es ist nicht richtig, daß mich der Diabetes zu etwas zwingt. Ich selbst entscheide, was ich tun will. Erstens habe ich viele Freiheitsgrade bei den notwendigen Veränderungen, zweitens kann ich sogar diabetesbedingte Notwendigkeiten mißachten, wenn ich Risiken in Kauf nehmen will. Also nicht: Der Diabetes zwingt mich, sondern: Ich entscheide, was ich tue.

4. Schließlich: Die Verteilung von Krankheiten auf die Menschen geschieht bekanntlich nicht nach Gerechtigkeitsaspekten. Was soll es, etwas zu beklagen, was sich nicht verändern läßt?

Wenn man das Wort „schrecklich" auf diese Weise „seziert", erscheint es plötzlich gar nicht mehr so berechtigt. Auf diese Weise läßt sich der alte Gedanke „ent-katastrophisieren".Und wenn man dazu noch weiß, daß man sich schlecht fühlt bei

**Tafel 2/10: Eine hilfreiche gedankliche Alternative**

> **Der Diabetes bringt neue Risiken für mich. Leider hat es mich erwischt, das ist wirklich Pech. Ich kann aber etwas tun, um die Risiken zu senken, wenn ich mich entscheide, die Anstrengung einer guten Selbsttherapie auf mich zu nehmen. Ich kann jederzeit Ausnahmen machen und mich anders entscheiden, aber ich will versuchen, es nur selten zu tun.**

diesen Gedanken und daß sie einen daran hindern, sich richtig um den Diabetes zu kümmern, was liegt näher, als diese Gedanken durch angemessenere zu ersetzen, wie sie z.B. Tafel 2/10 zeigt.

*Miesmacher Nr. 2: Ich kann es nicht ertragen ... Stimmt das?*

Wer das sagt, vergißt meistens, daß er das, was er angeblich nicht ertragen kann, meist schon eine ganze Weile erträgt. Also kann er es ertragen, er will es nur nicht ertragen, ist empört, daß ihm das zugemutet wird. Es bringt aber nur Kummer, von Dingen, die man nicht ändern kann, zu sagen, daß man sie nicht erträgt oder ertragen will. Und wenn man daran sogar etwas verändern kann, so braucht man sich nicht mit „Ich kann es nicht ertragen" nervös zu machen.

**Dinge, die ich nicht verändern kann, sollte ich hinnehmen.**

Wenn Sie auch manchmal noch denken, daß Sie ihren Diabetes nicht ertragen können: Was meinen Sie damit? Daß Sie so konstruiert sind, daß Sie die damit verbundenen Einschränkungen gar nicht auf längere Zeit aushalten können? Wer da nachdenklich wird, merkt, daß es vor allem von der inneren Einstellung, d. h. den Selbstgesprächen, abhängt, wie gut man etwas ertragen kann. Diese Einstellung können Sie selbst beeinflussen.

Ich komme an dieser Stelle auf den Betroffenen zurück, der trotz Beinamputation weiterraucht und sagt: „Irgend etwas muß ich doch vom Leben haben!" Auch er kann natürlich nicht beweisen, daß es ihm schlecht gehen muß, wenn er zu rauchen aufhört. Aber solange er einen wichtigen Teil seiner Lebensqualität mit dem Rauchen identifiziert, wird es ihm dann schlecht gehen. Er kann selbst entscheiden, ob er diese Gleichsetzung machen will. Ist denn Rauchen die einzige oder wichtigste Form von Lebensgenuß? Welche anderen habe ich probiert? Warum muß ich einen bestimmten Genuß haben? Wer so zu sich spricht, sagt in Wirklichkeit nur: Ich will mich in dieser Beziehung nicht verändern, sondern genau bei dieser schädlichen Gewohnheit bleiben. Und dies wird mit dem

**„Irgend etwas muß ich doch vom Leben haben!"**

„Nicht-Ertragen-Können" scheinbar begründet. Leute, die konsequent mit dem Rauchen aufhören, stellen meist sehr schnell fest, wie gut es sich ohne Rauchen leben läßt.

*Miesmacher Nr. 3: Es muß sein, daß... oder es darf nicht sein, daß ... Stimmt das?*

Diese Sprechweise taucht in verschiedenen Zusammenhängen auf (Tafel 2/11).

**Tafel 2/11:**
**„Musturbation"**

- ■ **Ich muß immer eine gute Einstellung haben.**
- ■ **Ich darf keine Folgeerkrankungen bekommen.**
- ■ **Andere Menschen dürfen keine falschen Vorstellungen vom Diabetes haben.**

Es bringt nicht viel zu fordern, daß eine Sache anders ist als sie nun einmal ist. Oder von sich oder anderen Menschen Dinge zu fordern, die nicht erreichbar sind. Kein Mensch mit Diabetes hat immer eine gute Einstellung, und Folgeerkrankungen schrecken auch nicht vor der Beschwörung des Betroffenen zurück, sich lieber ein anderes Opfer zu suchen. Ebenso ist es bei aller Aufklärung der Umwelt nicht erreichbar, daß keine falschen Vorstellungen vom Diabetes existieren. Wer dies sehr beklagt, hat normalerweise keine Kraft oder Lust, andere Menschen über den Diabetes aufzuklären. Er könnte etwas dafür tun, das zu verändern, was ihn stört, aber der übertriebene Gedanke hindert in daran.
Die Welt richtet sich leider nicht danach ein, was ich mir wünsche. Mit Forderungen nach Unmöglichem ändert man nichts, aber meist wird man selbst ärgerlich oder ängstlich dadurch. Ellis nennt das unfruchtbare Bestehen darauf, daß etwas sein muß, deshalb scherzhaft Musturbation (von „I must - ich muß").
Ich fasse es zusammen: Unangenehme Gefühle hängen meist mit bestimmten Gedanken zusammen, allen voran mit den

drei Miesmachern. Ich kann meine Gefühle verändern, wenn ich diese Gedanken verändere. Dies erreiche ich dadurch, daß ich mir bewußt mache, daß es meist Gedanken (und keine Tatsachen) sind, mit denen ich mir das Leben und die Therapie schwer mache. Ich kann prüfen, was an den Gedanken falsch oder problematisch ist und fehlerhafte und selbstschädigende Gedanken durch hilfreiche Gedanken ersetzen. Da man sich die selbstschädigenden Gedanken oft schon sehr lange immer wieder eingeredet hat - manchmal ist es schwer, den Gedanken überhaupt zu finden, weil alles schon ganz automatisch im Kopf abläuft -, geht solch eine Veränderung meist nicht von heute auf morgen. Aber sie muß auch nicht sehr lange dauern. Veränderungen hängen vor allem davon ab, wie gut man die neuen Gedanken übt. Wenn man darauf wartet, bis einem der neue Gedanke zufällig mal wieder einfällt, dauert es natürlich länger, als wenn man jeden Tag den neuen Gedanken 5 Minuten übt. Man kann sich auch einen Zettel über das Waschbecken (oder an einen anderen häufig gesehenen Platz) hängen mit einem hilfreichen Text, z.B.:

**MERKE: Diabetes ist unangenehm, aber nicht schrecklich.**

Wenn die hier skizzierte Auffassung richtig ist, so müßten auch bei den Trauerreaktionen (vgl. Tafel 2/2) bestimmte Gedanken häufig auftreten, die zu dem jeweiligen Gefühl passen. Und man könnte dann evtl. diese Reaktionen abschwächen oder neuen Mut gewinnen dadurch, daß man diese Gedanken uberpruft und langsam versucht, hilfreichere an ihre Stelle zu setzen. Tafel 2/12 zeigt häufig vorkommende Trauergedanken und ihre Alternativen:

109

| Trauerreaktion | selbstschädigender Gedanke | hilfreicher Gedanke |
|---|---|---|
| Schock und Verleugnung | Ich bin kaputt, also kein normal funktionierender Mensch. | Ich habe jetzt eine Behinderung. Ich will versuchen, mein Leben darauf einzustellen. |
| | Am besten, ich kümmere mich gar nicht darum. | Am besten, ich informiere mich, damit ich nicht soviel falsch mache. |
| Ärger und Protest | Ich lasse mich nicht zwingen, alles zu kontrollieren. | Ich muß mich entscheiden, was ich für die Selbsttherapie tue. |
| | Die Ärzte sind Trottel. | Ich habe vieles noch nicht verstanden, manches wurde mir auch noch nicht richtig erklärt. Ich muß mich noch mehr informieren, um meinen Diabetes richtig zu verstehen. |

| Trauerreaktion | selbstschädigender Gedanke | hilfreicher Gedanke |
|---|---|---|
| Verhandeln | Der soll nicht glauben, daß ich mehr als zweimal spritze. | Am besten, ich ändere das, was mir jetzt schon möglich ist. Ich zögere nichts hinaus, was ich gleich tun könnte, nur weil mir die Veränderungen überhaupt lästig sind. |
| Depression | Es hat alles keinen Sinn. Keiner hilft mir richtig. | Wenn ich besser mit dem Diabetes leben will, muß ich herausfinden, wo ich etwas ändern kann. Nur so gewinne ich wieder mehr Lebensfreude. Ich muß selbst aktiv werden. |

# Diabetes und Lebensplan

Besonders nach der Entdeckung ihres Diabetes haben viele Menschen den Eindruck, das ganze Leben werde nun durch den Diabetes bestimmt. Das stimmt, und es stimmt zugleich auch nicht. Viele Lebensaufgaben, wie die Loslösung von der Familie, die Partnerwahl und die Suche nach einem Arbeitsplatz stellen sich ganz unabhängig vom Diabetes. Der Diabetes verleiht ihnen evtl. ein bestimmtes Gepräge. Wer dies alles nur im Lichte des Diabetes sieht, nimmt vielleicht eine Schuldzuweisung vor, die ihm den Blick für Lebensmöglichkeiten verstellen kann.

Wer sein ganzes Leben vor allem am Diabetes orientiert, erlebt den Diabetes als ständige Belastung. Nun gilt leider für Diabetes ebenso wie einige andere Behinderungen oder chronische Krankheiten (z. B. Bluthochdruck), daß sich mit hoher Wahrscheinlichkeit schwerwiegende Folgeerkrankungen entwickeln können, wenn man sein Leben nicht so umgestaltet, daß man möglichst dauerhaft normnahe Werte erreicht. Das Risiko von Folgeerkrankungen ist allerdings auch bei guter Einstellung wahrscheinlich noch etwas größer als beim Menschen ohne Diabetes. So kann es leicht passieren, daß ein Mensch mit Diabetes aus Vorsicht übergenau wird. Da er sich mit Recht nicht 100%ig sicher ist, ob er Folgeerkrankungen völlig vermeiden kann, hofft er, mit einer überkorrekten Lebensführung dem statistischen Risiko zu entkommen. Er kann das unkalkulierbare Restrisiko nicht akzeptieren. Aber wir leben alle in Risiken, und tatsächlich ist es unmöglich, alle Risiken zu vermeiden. Wir sollten also auch mit Diabetes den Mut finden, Risiken einzugehen. Wir können einfach nicht jedes Risiko verhindern, ebensowenig wie unseren Tod. Das ist zwar schmerzlich, aber es ist die Wahrheit. Insofern ist es wohl richtig zu sagen: Wer seine Diabetesrisiken akzeptiert, kann eher akzeptieren, daß er irgendwann sterben wird.

Auch eine entgegengesetzte Reaktion auf den Diabetes ist möglich. Manche Betroffene sagen, sie hätten so viele Dinge zu tun, daß sie sich um ihren Diabetes gar nicht kümmern können. Und sie kritisieren sogar andere, die es tun. Wenn man mit ihnen eine Weile spricht, wird oft deutlich, daß es nicht schlichter Zeitmangel ist, der einer Auseinandersetzung mit dem Diabetes im Wege steht. Meist gibt es Zeichen von Ärger auf den Diabetes oder von Angst vor den Konsequenzen, und der Zeitmangel erscheint auch als Unwillen, sich mit den eigenen unangenehmen Gefühlen auseinanderzusetzen. Scheinbar vernünftige Gründe anzugeben („keine Zeit") und den wahren Grund nicht wahrzunehmen (die Angst) hilft mir nicht, gut mit Diabetes zu leben. Im Gespräch mit anderen kann ich vielleicht erkennen, was in mir abläuft. Meine Angst wahrzunehmen, eröffnet mir neue Wege.

**Die eigene Angst wahrzunehmen, eröffnet neue Wege.**

Kann man eine Behinderung, die bei Nichtbeachtung so gravierende Folgen haben kann, überhaupt ignorieren? Man kann es, ebenso wie viele Menschen gesundheitsschädigende Verhaltensweisen beibehalten (z.B. Rauchen), ohne an die Folgen zu denken. Im Jugendalter ist das eine sehr normale Reaktion, da denkt man nicht weit in die Zukunft hinein. Aber wenn Erwachsene nur für die nächsten 10 Jahre denken und für die Zeit danach alles dem „Schicksal" überlassen, sprechen wir meist nicht von einer bewußten und vernünftigen Lebensplanung, sondern eher von einem Glücksspiel. Auch hier steckt oft eine große Angst dahinter, realistisch in die Zukunft zu denken.

**Wer sein ganzes Leben am Diabetes orientiert, erlebt den Diabetes als ständige Belastung.**

Es ist gar nicht so einfach, die eigene Angst richtig wahrzunehmen. Wer andere Betroffene wegen ihrer konsequenten Beachtung des Diabetes kritisiert, sollte sich fragen, wie er eigentlich seine eigenen Risiken sieht. Sehen die Kritiker wirklich ihre eigenen Risiken als so gering an? Oder macht es ihnen Angst, wenn andere angesichts der Gefahren viel für den Diabetes tun? Wenn Sie einmal ärgerlich auf Menschen sind, die viel für den Diabetes tun: Prüfen Sie, wie es mit Ihren eigenen Ängsten ist! Vielleicht machen Sie sich mit der

**Kritik an anderen, die ihren Diabetes sehr beachten, verdeckt oft eigene Ängste.**

Kritik an anderen etwas vor. Man tut so, als sei das eigene Verhalten vernünftig und zeigt anderen, daß man von den Gefahren nichts wissen will. Aber vielleicht denken Sie doch insgeheim, Sie müßten viel mehr für den Diabetes tun, beneiden die anderen, die sich um den Diabetes kümmern, aber möchten sich dies nicht eingestehen und es lieber von sich wegschieben? Er braucht Zeit, um sich ohne solche Verzerrungen mit dem Diabetes auseinanderzusetzen und die Therapie in die eigene Verantwortung zu nehmen.

Vielleicht möchten Sie einmal prüfen, welche Rolle Sie dem Diabetes in Ihrem Leben zugewiesen haben. Dann hilft es Ihnen evtl., die folgenden Fragen zu beantworten:

■ Bei wie vielen Entscheidungen spielt der Diabetes eine Rolle?
■ Können Sie sich in bestimmten Situationen auch gegen den Diabetes entscheiden, z.B. eine Blutzuckererhöhung bewußt in Kauf nehmen?
■ Haben Sie noch das Gefühl, frei entscheiden zu können?
■ Wieviel Zeit nehmen Sie sich für den Diabetes?

Mit dem Diabetes zu leben bedeutet, den Diabetes bei Entscheidungen zu berücksichtigen, einen eigenen „goldenen" Mittelweg zu finden zwischen der Nichtbeachtung des Diabetes und der Ausfüllung des ganzen Lebens mit dem Diabetes. Diabetes ist eine ständige Anforderung, und gut mit Diabetes zu leben heißt auch, einfache Routinen zu entwickeln, die es erlauben, wieder zur Tagesordnung überzugehen.

# Diabetes und Selbstwert

Auch Selbstwertprobleme verkleiden sich oft als diabetisch. Wer sich selbst nicht achtet, ist sensibel für Bewertungen durch andere. Er hört und glaubt deren Kritik, weil er insgeheim selbst nichts von sich hält. Er muß also etwas tun, was andere dazu bringt, ihn zu loben oder er muß ihnen aus dem Weg gehen. Wer sich mit Diabetes seines Selbstwerts unsicher ist, steht in zwei Gefahren: sich durch übertriebene Tüchtigkeit die Bestätigung für seinen Selbstwert zu holen oder sich als Mensch mit Diabetes so unauffällig zu machen, daß er keine diabetesbezogene Kritik riskiert. Beides dient letztlich demselben Ziel: Kritik zu vermeiden, die jemand aufgrund seines Diabetes fürchtet. Denn was könnte ihm eine Kritik anhaben, die er aufgrund seiner Selbstachtung lächerlich findet? Paradoxerweise versucht derjenige oft deswegen so sehr, mit anderen leistungsmäßig gleichzuziehen, weil er insgeheim von seiner Minderwertigkeit überzeugt ist. Auch hier gilt: Diabetes akzentuiert die Selbstwertprobleme vielleicht, aber deren Wurzeln liegen außerhalb des Diabetes.

Viele Menschen, die ihren Diabetes verschweigen, halten sich wegen des Diabetes für minderwertig. Die Begründung, sie wollten vermeiden, daß andere aufgrund ihres Wissens Vorurteile ausbilden, ist verständlich, trifft aber nicht den Kern des Problems. Jeder Mensch steht in dem Risiko, daß andere über ihn Vorurteile haben. Er kann die Gedanken anderer Menschen nicht bestimmen. Er kann versuchen, ihre Vorurteile durch Informationen zu korrigieren, aber er kann sie nicht vermeiden. Davon ist auch ein Mensch mit Diabetes nicht frei. Da hilft es auch nicht, den Diabetes geheimzuhalten. Der Betroffene, der seinen Diabetes geheimhält, trägt nicht dazu bei, Vorurteile gegenüber Betroffenen abzubauen, eher im Gegenteil: Wenn es ein anderer zufällig erfährt, denkt dieser evtl., der Mensch versteckt seinen Diabetes, weil es eine sehr schlimme Krankheit ist. Überfordern Sie sich nicht

**Was ich auch tue, ich kann niemanden daran hindern, negativ über mich zu denken.**

115

**Sich mit Diabe-
tes zu „outen",
löst nicht alle
Probleme.**

damit, mit allen Veränderungen und Belastungen im Leben immer wieder „ganz der Alte" sein zu wollen!

Bitte überlegen Sie einmal, wie sich der Diabetes auf Ihren Selbstwert auswirkt. Fühlen Sie sich unter Druck, als Mensch mit Diabetes besonders leistungsfähig zu sein? Haben Sie Angst, andere trauen Ihnen weniger zu als Ihren Kollegen?

Manche Betroffene treten die „Flucht nach vorn" an: Jeder soll erfahren, daß sie Diabetes haben. Aber auch das kann problematisch werden. Da viele nicht die Grundprobleme des Diabetes verstehen, können auch dann Mißverständnisse entstehen. Wer den Diabetes wie eine Fahne weithin sichtbar vor sich her trägt, läuft Gefahr, für einen Wichtigtuer oder Hypochonder gehalten zu werden. Jeder Mensch mit Diabetes entwickelt eine Form, wie er mit anderen über seinen Diabetes spricht. Das Ergebnis hängt ab von der Erziehung, der Persönlichkeit, den Vorstellungen von Intimität und den sozialen Kontakten, die der Betroffene üblicherweise hat. Dazu gehört normalerweise auch, in bestimmten Kontakten den Diabetes nicht zu erwähnen. Ein Geschäftsmann mit Diabetes kann sich bewußt dafür entscheiden, den Diabetes aus geschäftlichen Kontakten herauszulassen, weil er nicht bereit ist, mit Geschäftspartnern über private Probleme zu sprechen. Oder wenn er fürchtet, daß es zu Belastungen für die Geschäftsbeziehung führen könnte. Selbstschädigend wird dies erst, wenn er jeden Hinweis peinlich vermeidet, weil er ohne Anlaß schwerwiegende Konsequenzen für sich fürchtet, die in Wirklichkeit gar nicht drohen.

Ich möchte Ihnen zur Frage, ob man seinen Diabetes eher geheimhalten oder offen vertreten soll, das Beispiel von Jürgen erzählen:

**Jürgen,**

*der seinen Diabetes sehr offen handhabt, der aktiv ist und sich immer bemüht, ebenso wie ein Nichtbetroffener zu leben bzw. andere nicht mit seinen im Diabetes begründeten abweichenden Verhaltensweisen (z. B. beim Essen) zu belasten, ist sehr deprimiert, wenn er aufgrund seines Diabetes kritisiert wird. Sein Gedanke: „Jetzt tue ich schon alles, um niemanden unter meinem Diabetes leiden zu lassen, und das ist nun der Dank!"*

Was macht Jürgen falsch? Jürgen tut alles, um als Betroffener ein normales Leben zu führen. Das ist gut für ihn, und es würde auch klappen, wenn er für sich auch akzeptiert hätte, daß er wegen des Diabetes nicht völlig normal leben kann. Aber wenn er nicht daran erinnert wird, glaubt er selbst fast, daß er sich vom Nichtbetroffenen im Erleben und Verhalten nicht wesentlich unterscheidet. Deswegen erschrickt er, wenn ihn jemand unerwartet auf seine diabetesbedingten Einschränkungen hinweist. Jürgen denkt: „Wenn ich von anderen nicht fordere, auf meinen Diabetes Rücksicht zu nehmen, dürfen sie mir den Diabetes auch nicht vorwerfen."

Aber erstens gibt es nie eine Garantie dafür, daß einem andere nicht etwas vorwerfen (ohne mir Böses zu wollen, z. B. aus Unkenntnis), zweitens übersieht Jürgen, daß seine Art der Bewältigung, egal wie gut er seinen Diabetes handhabt, von anderen Menschen als Belastung empfunden werden kann. Jemand kann es z. B. gerade als belastend empfinden, wie Jürgen sich immer wieder anpaßt und wie er andere damit quasi unter Druck setzt, ihn nicht zu kritisieren. Kurzum: Tatsächlich hat Jürgen keine Möglichkeit zu verhindern, daß andere ihn wegen seines Diabetes kritisieren. Jürgen will etwas erreichen, was er nicht erreichen kann, egal wie er sich verhält, und das macht ihn wutend und traurig.

Jürgen hat große Angst vor den Folgeerkrankungen des Diabetes, aber er wird sauer, wenn jemand sein diabetesbezogenes

**Zu viel Anpassung kann andere irritieren.**

117

Verhalten kritisiert, wo er sich doch so bemüht, normal zu erscheinen. Er denkt, wer ihn so kritisiert, sagte etwas Unerhörtes, aber es trifft ihn nur deswegen, weil er in seinem tiefen Inneren selbst von seiner diabetischen Minderwertigkeit überzeugt ist. Hinter seinem „normalen Verhalten" steckt, daß er seinen Diabetes nicht akzeptiert, wie er ist, weil er nicht akzeptiert, daß er mit dem Diabetes ein anderer Mensch ist als vorher. Besser wäre es für ihn und seinen Ärger, wenn er zu sich sagen könnte:

*„Diabetes ist ein Teil meines Lebens und meiner Persönlichkeit, der sich auf meine Umwelt auswirken kann. Wenn ich mich entschieden habe, so normal wie möglich zu leben und von anderen keine Rücksichtnahme auf meinen Diabetes zu fordern, so kann ich trotzdem nicht erwarten, daß sie mich wegen meines Diabetes nie kritisieren. Kritik kann ich nicht verhindern. Wenn mich jemand trotz meiner Mühen kritisiert, und er ist mir wichtig, kann ich ihm das sagen und ihn fragen, welche Dinge ihm an mir oder an meinem Umgang mit dem Diabetes nicht gefallen. Vielleicht kann ich etwas daran ändern oder ihn informieren, warum eine Veränderung nicht möglich ist."*

Und wenn Jürgen klar ist, daß er keine Möglichkeiten hat, solche Kritik zu verhindern, daß er sie mit seiner ständigen Anpassung an andere evtl. erst heraufbeschwört, so kann er viel leichter von anderen fordern, auf seinen Diabetes Rücksicht zu nehmen. Und er wird dann vielleicht erkennen, daß damit langfristig alles viel einfacher wird. Sie sehen am Beispiel von Jürgen, daß es gar nicht so einfach ist mit dem Selbstwertgefühl. Mit seinem offenen Umgang mit dem Diabetes scheint er den Diabetes für sich akzeptiert zu haben, aber in seinem Verhalten zeigt er anderen, daß er doch sehr an sich zweifelt.

Besonders Jugendliche wünschen sich manchmal einen Bereich, in dem keiner von ihrem Diabetes weiß. Wer sich ständig vom Diabetes unter Druck gesetzt fühlt, alle Augen auf sich als Mensch mit einem Diabetes gerichtet sieht - ob dies der Realität entspricht oder nicht -, sucht auf diese Weise vielleicht Entlastung. Er möchte so sein wie die anderen. Jugendliche sind in ihrer Identität noch so unsicher, noch so vom Urteil anderer abhängig, daß Geheimhaltung oft für sie wichtig ist. Da muß der Berater evtl. die Geheimhaltung ermöglichen und fördern, obwohl es ihm vielleicht lieber wäre, der Jugendliche könnte mit dem Diabetes schon offener umgehen. Aber Offenheit in Sachen Diabetes darf für den Betroffenen nicht zu einem Zwang werden.

**Jugendliche wollen oft den Diabetes geheimhalten.**

Wie komme ich zu einem Selbstwertgefühl, das es mir ermöglicht, Kritik von anderen zu riskieren? Verschiedene psychotherapeutische Richtungen geben unterschiedliche Antworten darauf. Die einen sagen: Jeder Mensch hat als Mensch seinen Wert. Therapeuten, die so denken, versuchen, den Klienten diese Position durch ihre Wertschätzung zu vermitteln. Ich finde die Antwort von A. Ellis besser (Tafel 2/13):

> **Hör auf, Dich selbst insgesamt als gut oder schlecht zu bewerten, vergiß Deinen Selbstwert, zähle nicht Äpfel und Birnen zusammen. Es gibt Dinge, die Du gut kannst und die Du schlecht kannst. Die Selbstbewertung als besserer oder schlechterer Mensch hält Dich nur davon ab, das zu verändern, was Du an Dir nicht in Ordnung findest.**

**Tafel 2/13:
Ein Tip von
Albert Ellis
zum
Selbstwert**

Depressive Menschen bewerten sich stets so, daß sie in der Summe stets für sich einen negativen Selbstwert herausbekommen. Das, was sie nicht können, gewichten sie viel stärker als das, was sie können. Wer es aufgibt, sich selbst zu bewerten, kann leichter zu seinen Fehlern stehen.

Mit den diabetischen Einschränkungen ist es ähnlich wie mit anderen Fehlern, die man zu haben glaubt. Manche Menschen mit Diabetes haben große Schwierigkeiten zu akzeptieren, daß sie in einer Unterzuckerung nicht mehr leistungsfähig, sondern im Gegenteil hilfsbedürftig sind. Wer nicht lernt, sich mit diesen „Fehlern" zu akzeptieren, bewertet sie falsch und verheimlicht sie oft. Er erreicht damit am Ende das Gegenteil von dem, was er will: Die gefürchteten Kritiker finden das Verhalten, mit dem der Betroffene so mühsam seinen Diabetes kaschiert, merkwürdig und unerklärlich; und sie stellen in ihrer Unkenntnis Anforderungen, die dem Betroffenen vielleicht immer mehr Tarnung abverlangen. Die Fragen auf Tafel 2/14 können Ihnen helfen, Ihre eigene Position zu klären.

---

**Tafel 2/14:**
**Fragen zum**
**Selbstwert**

1. **Sind Sie so offen mit Ihrem Diabetes, daß Sie sich dabei wohl fühlen und Ihre Ziele erreichen?**

2. **Wäre es schlimm, wenn jemand von Ihrem Diabetes erfährt, der es nicht wissen soll?**

3. **Wenn Ihnen Offenheit mit dem Diabetes sehr unangenehm ist: Sind Sie sicher, daß Sie unter negativen Folgen leiden würden?**

4. **Möchten Sie es einmal dort ausprobieren, wo die Risiken gering sind?**

# Diabetes und Identität

Jeder Mensch versucht auf seine Weise, den Diabetes zu einem Teil seines Selbst zu machen.

Ein Mensch erreicht Identität in der Erfüllung seiner Bedürfnisse und der an ihn gestellten Anforderungen. Er entwickelt ein Selbstkonzept, an dem er sein Handeln orientiert und das er anderen Menschen gegenüber vertritt. Da sich Menschen ständig weiterentwickeln, ist Identität nie etwas Endgültiges. Innere und äußere Veränderungen können zu Identitätskrisen führen, die den Menschen veranlassen, eine neue Form der Identität zu suchen. Zur Identität gehört auch, verschiedene Rollen (Vater, Mutter, Gewerkschaftsmitglied, Elternrat) ausfüllen zu können, ohne in ihnen als Individuum ganz aufzugehen, von diesen Rollen Abstand nehmen zu können und sich nicht auf ein starres Rollenverhalten festlegen zu müssen. Denn dies würde eine Weiterentwicklung erschweren.

Die Entwicklung des Diabetes löst bei manchen Menschen eine Identitätskrise aus: Sie fragen sich zu Recht, ob sie bestimmte Rollen noch ausfüllen können, ob sie z. B. für ihre Gesunderhaltung nun mehr tun müssen oder ob das Risiko diabetesbedingter Folgeerkrankungen Veränderungen im Lebensplan notwendig erscheinen läßt. Wie kann ich als Mensch mit Diabetes eine neue Identität finden?

**Identität erlaubt es, verschiedene Rollen einzunehmen.**

Es gibt ganz verschiedene Wege, den Diabetes in seine Identität hineinzunehmen: Zwischen dem Extrem der Verleugnung und des Kampfes gegen den Diabetes bis zum anderen Extrem einer Überidentifikation mit der Rolle des Kranken und Besonderen („Berufsdiabetiker") gibt es viele Möglichkeiten. Die Verleugnung macht den Diabetes zum negativen Aspekt der Identität („Ich bin kein Diabetiker bzw. bin durch meinen Diabetes nicht verändert, und das muß ich allen beweisen."), die Überidentifikation macht den Diabetes - zumindest scheinbar - zu einem positiven Aspekt („Seht mal, was ich als Diabetiker für ein besonderer Mensch bin.").

121

**Es gibt viele
Möglichkeiten,
den Diabetes
in seine Identi-
tät hineinzu-
nehmen.**

Menschen, die psychisch stabil und gesund sind, die Freude an vielfältigen Tätigkeiten haben, besonders, wenn sie ihr Leben durch den Diabetes nur wenig verändern müssen, werden ihrem Diabetes vielleicht nach einer Zeit der Krise wieder einen untergeordneten Platz zuweisen. Aber das wollen und schaffen nicht alle. Es gibt viele andere Möglichkeiten, den Diabetes in das Leben einzubeziehen, mit denen sich gut leben läßt. Nehmen wir z. B. Betroffene, die in Diabetesverbänden Funktionen übernehmen. Bei ihnen spielt der Diabetes im Leben eine große Rolle, obwohl sich diese Menschen mit ihrem Diabetes oft gar nicht besonders beschäftigen.

Menschen, die sich mit ihrem Diabetes intensiv, auch öffentlich, beschäftigen, tun dies, weil sie sich davon etwas versprechen: Sie hoffen, als Mensch mit Diabetes bemitleidet, beachtet oder gar bewundert zu werden und erreichen dies zum Teil auch. Das ist zunächst eine legitime soziale Kontaktaufnahme. Zum Problem kann dies werden, weil andere mich nicht dauerhaft als Mensch mit Diabetes sehen wollen, sondern als Mensch, der wie andere seine Stärken und Schwächen hat.

**Bei sozialen
Kontakten darf
Diabetes nicht
ständig im
Vordergrund
sein.**

Man kann vielleicht auf dem Diabetes einmal kurz „verschnaufen", aber sich nicht auf ihm ausruhen. Wer merkt, daß er aufgrund des Diabetes nicht das von anderen Menschen bekommt, was er eigentlich will (z.B. als Mensch, so wie man ist, respektiert zu werden), hat eigentlich nur die Möglichkeit, den Diabetes wieder in den Hintergrund treten zu lassen, und in den fairen Wettstreit mit anderen um die Gunst anderer einzutreten. Denn wer den Diabetes für seine Anerkennung „benutzt", macht sich genauso abhängig von der Bewertung anderer wie der, der seinen Diabetes versteckt. Falls Sie sich sehr ärgern, wenn andere nicht erwartungsgemäß auf Sie als Mensch mit Diabetes reagieren: Könnte es sein, daß Sie Ihren Diabetes zu wichtig nehmen und sich zu wenig auf andere Dinge konzentrieren? Sind Sie zufrieden damit, welche Rolle der Diabetes in Ihren Kontakten zu anderen Menschen spielt? Ist der Diabetes dabei ein Thema wie alle anderen, oder wird er weniger oder mehr beachtet, als Sie es sich wünschen? Wenn ja, wie könnten Sie daran etwas ändern?

Die Überbeschäftigung mit dem Diabetes führt zu vielen Problemen. Ein Problem ist die Besonderheits-Falle. Es ist offenbar ein verbreitetes menschliches Bedürfnis, bei aller Ähnlichkeit mit anderen auch etwas Besonderes zu sein. Nun ist jeder Betroffene ebenso wie alle anderen Menschen natürlich ein besonderer Mensch mit einem besonderen Diabetes. Aber wer seine Aktivitäten sehr auf den Diabetes konzentriert, eine Behinderung, die bei allen Betroffenen viele ähnliche Auswirkungen hat, wird vielleicht, um das Besonderheits-Bedürfnis zu befriedigen, die Ähnlichkeiten herunterspielen und versuchen, ein besonderer Mensch mit Diabetes zu werden, bei dem vieles ganz anders als bei anderen funktioniert.

**Verrennen Sie sich nicht in die Besonderheits-Falle!**

Hier droht die Gefahr einer Sackgasse für die eigene Entwicklung: Je weniger andere das Besondere des Diabetes sehen, um so mehr muß der Betroffene dies betonen. Der Betroffene entwickelt evtl. komplizierte Regeln über den eigenen Diabetes, und am Ende sieht er den Wald vor Bäumen nicht mehr.

Ich habe schon mehrfach Betroffene so über ihren Diabetes reden hören, als sei er etwas absolut Einzigartiges, das nur sie selbst richtig verstehen würden. Dies klingt manchmal fast so, als sei er ein kostbares Gut (und keine Bürde), wenn z. B. mit einem gewissen Stolz gesagt wird: „Meinen Diabetes hat noch kein Arzt richtig verstanden." Oder: „Mich kann keiner richtig einstellen."

So wird vielleicht die schlechte Einstellung unversehens zu einem positiven Identitätsmerkmal, und die Bemühungen, sie zu verbessern, werden, weil sie diese Identität gefährden, eingestellt oder mit halber Kraft betrieben. Insofern kann die Besonderheits-Falle den Betroffenen hindern, notwendige Veränderungen im Leben mit dem Diabetes vorzunehmen. Manche suchen dann immer wieder nach besonderen Regeln,

**Kein Diabetes
verläuft so
regelhaft, daß
man je alle
Zusammenhän-
ge entdecken
könnte.**

was sie daran hindert, in der Zeit, die sie für Ihren Diabetes aufwenden, etwas anderes zu tun. Denn kein Diabetes läuft so regelhaft, daß man vor seinem Tode je alle Zusammenhänge entdecken könnte. Anstatt sich mit den allgemeinen Regeln zu begnügen und zufällige Abweichungen auch als Zufälle hinzunehmen, sind sie in der Gefahr, immer kompliziertere Zusammenhänge zu konstruieren, die evtl. ihre Möglichkeiten, unbeschwert zu leben, immer weiter einschränken.

Ich kenne Menschen, die dann wegen der vielen Besonderheiten, die sie bei ihrem Diabetes finden, viele zusätzliche Medikamente nehmen, um ihren Diabetes besser als die Schulmediziner zu behandeln. Das versteht dann am Ende wirklich kein Arzt und kein Mitbetroffener mehr, und sie sind auf sich selbst gestellt. Wenn sie sich auf diese Weise sehr intensiv mit Ihrem Diabetes beschäftigen, werden sie vielleicht eine gute Blutzuckereinstellung haben. Aber sie verbringen viel Zeit mit Ihrem Diabetes, sorgen sich beständig, es noch besser hinzubekommen, während sie vielleicht mit dem halben Zeitaufwand, richtig eingesetzt, ein besseres Ergebnis - für den Blutzucker und für ihre seelische Ausgeglichenheit - erzielen könnten.

Prüfen Sie sich: Haben Sie für Ihren Diabetes die wesentlichen Regeln gefunden? Können Sie es ertragen, wenn Sie sich einige BZ-Werte gar nicht erklären können, oder müssen Sie unbedingt eine Erklärung finden?

### Gespräche mit Betroffenen

Vielleicht treffen Sie sich mit anderen Betroffenen in einer Selbsthilfegruppe, knüpfen auf diese Weise neue Kontakte, schaffen sich einen Ort, an dem Sie als Betroffener besonders akzeptiert werden. Sie diskutieren dort diabetische Tricks und reden über das Essen und Delikatessen. Jedenfalls ist das fast zwangsläufig so bei denen, die noch eine feste Diät einhalten. Wer normal ißt und sein Insulin darauf anpassen kann, für den wird das wieder langweilig. Aber dann werden Geschichten von „unmöglichen" Ärzten erzählt oder auch einmal abenteuerliche Unterzuckerungen zum besten gegeben. Das ist dann nicht viel anders, als wenn Angler von ihren größten Fischen erzählen. Warum auch nicht? Es ist gut, in einer Gemeinschaft von Leuten zu sein, die ähnliche Probleme haben, und diese dort zum besten zu geben. Es entlastet oft, von bedrohlichen Situationen zu erzählen, wenn man weiß, man wird verstanden.

Problematisch kann dies werden, wenn der Betroffene seine Kontakte allzu stark auf andere Betroffene konzentriert. Ich wundere mich immer wieder etwas über Menschen mit Diabetes, die einen Partner unter Betroffenen suchen, als ob der Diabetes das Wichtigste in einer Partnerschaft sei.

Warum grenzen sie ihre Wahl auf Menschen mit Diabetes ein? Ist es Angst, vom Partner ohne Diabetes nicht verstanden zu werden, keine Hilfe zu bekommen? Hat der Betroffene Schwierigkeiten, sich in einer nichtdiabetischen Umwelt zu behaupten, zu seinem Diabetes auch öffentlich zu stehen und zu riskieren, seinetwegen auf Vorurteile und Kritik zu stoßen? Traut er sich nicht zu, auch für einen Menschen ohne Diabetes ein attraktiver Partner zu sein? Falls Sie selbst in diese Richtung denken: Warum schränken Sie sich auf diese Weise ein? Glauben Sie wirklich, das Leben mit einem Partner, der auch Diabetes hat, würde viel einfacher sein? Ist der Diabetes wirklich so wichtig?

Falls Sie sich längst für einen „Diabetes zu zweit" entschieden haben, respektiere ich selbstverständlich Ihre Entscheidung und wünsche Ihnen wie allen anderen Partnerschaften alles Gute auf dem gemeinsamen Lebensweg. Achten Sie darauf, auch ihre sozialen Kontakte zu Menschen zu pflegen, die nicht Diabetes haben.

> **Ziehen Sie sich nicht auf Menschen mit Diabetes zurück, bleiben Sie in Kontakt zu allen Menschen.**

# Perfektionismus und Resignation

Manche Betroffene versuchen, eine perfekte Diabetes-Einstellung zu erreichen. Geht das überhaupt? Eine sehr gute Einstellung ist noch nicht mit einer funktionierenden Bauchspeicheldrüse gleichzusetzen. Jeder informierte Mensch mit Diabetes ist normalerweise daran interessiert, möglichst gut eingestellt zu sein. Es wäre fatal, wenn er sich bei einer schlechten Einstellung immer gleich damit trösten würde, daß es sowieso keine optimale Einstellung gebe. Er wird sich also einerseits ständig - mit Hilfe der Selbstkontrolle - um eine gute Einstellung bemühen. Gleichzeitig wird er es aber vermeiden, zu viel Zeit damit zu verbringen, eine perfekte Einstellung zu erreichen. Denn eine perfekte Einstellung ist nicht über längere Zeiten erreichbar, außer in der Remissionsphase des Typ-1- Diabetes.

**Eine perfekte Blutzuckereinstellung ist nicht möglich.**

Für den Perfektionisten ist der Diabetes meist überwertig. Als Perfektionist riskieren Sie, sich bei Abweichungen von Ihrem Blutzuckerziel in Panik zu versetzen, und meist reduzieren Sie Ihre gesamte Lebensqualität erheblich, weil Sie Ihr Leben zu sehr auf den Diabetes verengen. Es kann dazu kommen, daß sich Phasen von Perfektionismus und Resignation abwechseln. Haben Sie die Anstrengung der perfektionistischen Phase eine Zeitlang durchgehalten, so folgt manchmal eine gegenläufige Phase, in der Sie sich evtl. sagen: „Ich schaffe es doch nicht. Es hat keinen Sinn. Dann ist auch alles egal." Die Resignation ist sozusagen die Kehrseite der Perfektionismus-Medaille: Entweder ich bin perfekt oder ich bin ein Versager - dann ist alles egal. Aber die Realität ist nicht schwarz oder weiß. Eine gute Einstellung ist nicht blütenweiß, aber sie ist damit nicht schon schwarz. Und eine schlechte Stoffwechsellage ist fast immer zu verbessern.

**Perfektionismus und Resignation sind zwei Seiten einer Medaille.**

Zu diesem Schwarz-Weiß-Denken gesellen sich schnell seine „Verwandten" aus der Familie des magischen Denkens. Sie ziehen dann möglicherweise Schlußfolgerungen aus Beobachtungen, die mit der Realität gar nichts zu tun haben. Sie sagen sich vielleicht: „Wenn ich heute mittag einen Blutzucker von 250 hatte, dann ist für heute/für diese Woche alles egal; morgen/nächste Woche

126

achte ich besser darauf." Oder: „Wenn ich längere Zeit gut eingestellt war, muß/kann ich mal wieder 'die Sau rauslassen'." Es
geht mir, wenn ich diese Selbstgespräche mitbekomme, nicht dar
um, keine solchen Fehler zu machen (vgl. das Kap. „Hilfreiche
Bewertungen"). Es geht darum, Fehler nicht mit unsinnigen Argumenten beizubehalten und scheinbar zu legitimieren. Kein
Mensch kann langfristig jeden Fehler vermeiden, und manchmal
hat ein Mensch auch einmal Lust, bewußt eine Regel zu mißachten. Aber es wäre gut für ihn, dies realistisch einzuschätzen und
bald wieder zum Normalzustand zurückzukehren, nicht erst nächste Woche. Also sagt er sich am besten: „Wenn ich mal einen
Fehler beim Diabetes mache, so ist das keine Katastrophe. Alle
Menschen machen Fehler. Aber Fehler muß ich nicht dauernd
wiederholen, wenn ich die negativen Folgen vermeiden will. Also
sehe ich zu, wie ich eine Wiederholung des Fehlers am besten
vermeide."

Verwandt mit der Resignation ist der Trugschluß, aus einer augenblicklichen Schwäche ein Charaktermerkmal zu machen,
z. B.: „Immer wieder mache ich Fehler in der Ernährung, ich
kann mich beim Essen einfach nicht an Regeln halten." Auch
wenn Sie einen Fehler ganz oft machen, können Sie nicht wissen, ob Sie ihn mit etwas Geschick nicht doch vermeiden können. Ein hilfreicherer Gedanke wäre: „Bis heute mache ich
immer wieder Fehler in der Ernährung, und es wird mich Mühe
kosten, dies zu ändern. Um herauszufinden, wozu ich in der
Lage bin, kann ich es noch einmal mit mehr Anstrengung versuchen oder es noch einmal anders probieren." Kein Mensch
weiß, was er noch lernen kann, wenn er sich darum bemüht.
Oft ist „ich kann nicht" eine Ausrede dafür, es gar nicht ernsthaft zu versuchen. Natürlich entscheiden Sie selbst über Ihre
Ziele, Sie müssen nicht ständig unter Volldampf sein und ständig schwierige Ziele verfolgen. Auch Pausen sind wichtig.
Haben Sie für sich einen Weg gefunden, bei dem Sie die Extreme
des Perfektionismus und der Resignation vermeiden? Wie konnten Sie etwas daran ändern, wenn Sie mit Ihrer bisherigen Lösung unzufrieden sind?

**Es geht nicht darum, keine Fehler zu machen, sondern sie mit unsinnigen Argumenten beizubehalten.**

**Etwas nicht zu können, beweist nicht, daß man es nicht noch lernen kann.**

# Ausbrennen (Burnout)

In den letzten Jahren wird häufiger davon gesprochen, daß Menschen mit Diabetes in Verbindung mit der jahrzehntelangen Selbsttherapie auch „ausbrennen" können. Sie sind dann dauernd etwas herabgestimmt, haben keine Kraft, ziehen sich zurück, ähnlich wie in einer Depression. „Laßt mich bloß in Ruhe mit Diabetes, ich habe die Schnauze voll...", sagen sie vielleicht. Wobei sie ihre Selbsttherapie meist so weitermachen wie bisher. Als Vorbedingung für das Ausbrennen gilt allgemein, daß sich der Mensch eine Aufgabe stellt, die er nie ganz zufriedenstellend lösen kann, und daß er die Situation, in der er sich befindet, nicht verlassen kann. Typisch in einer beruflichen Situation wäre ein Helferberuf, den der Betroffene mit Hingabe ausfüllt, ohne je seinen Anspruch erfüllen zu können; aber er kann oder will auch nicht die Arbeit kündigen. Mit dem Diabetes ist es eigentlich genauso: Man praktiziert die Selbsttherapie tagaus, tagein, erreicht nie ganz seine Ziele, und man kann die Situation nicht verlassen, nicht einmal Urlaub machen. Das sind ideale Bedingungen dafür auszubrennen.

**Eine hohe Anforderung, die man lange Zeit erfüllt ohne Möglichkeit der Erholung, kann zum Ausbrennen führen.**

Es ist eigentlich erstaunlich, daß nur wenige Betroffene in eine solche Situation geraten. Das hängt von der Persönlichkeit ab, davon, was man aushalten kann, vor allem davon, wie man sein Leben mit dem Diabetes gestaltet. In der Diskussion über das Ausbrennen werden mehrere Punkte genannt, wie man durch eigenes Handeln dem Ausbrennen vorbeugen kann (Tafel 2/15):

128

- **sich realistische Ziele setzen**
- **Arbeitserleichterungen planen, anstatt immer mehr zu tun**
- **gegen einschränkende Bedingungen gemeinsam angehen**
- **sich Ablenkungen schaffen, interessante Aktivitäten in der Freizeit haben**
- **auf soziale Kontakte achten**

**Tafel 2/15:
Was das
seelische
Ausbrennen
verhindern
kann**

Überlegen Sie einmal, wie sich das auf Ihr Leben mit dem Diabetes anwenden läßt. Es ist etwa das, was schon beim Perfektionismus klar wurde: sich erreichbare Stoffwechselziele setzen und eine Therapie zu suchen, die einem das Leben leichter macht. Kann man gegen Diabetes gemeinsam angehen? Sicher kann man manche Probleme mit dem Diabetes in der Partnerschaft gemeinsam besser lösen. Aber man kann darüber hinaus im Rahmen von Selbsthilfegruppen und gesundheitspolitischen Initiativen die Bedingungen der Diabetesbehandlung verbessern. Ohne die Aktivität der Betroffenen wäre in Deutschland nie eine gute Diabetesschulung entwickelt worden! Soziale Kontakte und Aktivität sind für alle Menschen wichtig, sozialer Rückzug und Inaktivität begünstigen das Abgleiten in die Depression. Achten Sie auf Warnzeichen. Wenn Sie sehr unter dem Diabetes leiden: Sprechen Sie mit Ärzten oder Psychotherapeuten, gehen Sie in Selbsthilfegruppen, ziehen Sie sich nicht zurück. Sie können also selbst eine Menge gegen das Ausbrennen tun.

**So können Sie sich gegen das Ausbrennen bei Diabetes schützen.**

# Entscheidungen

Entscheiden heißt, sich auf eine Alternative festzulegen und dabei in Kauf zu nehmen, die Vorteile der nicht gewählten Alternative zu verlieren. Der Mensch mit Diabetes steht diabetesbedingt vor vielen Entscheidungen: Wie genau nehme ich es mit der Ernährung? Wie oft spritze ich? Wie oft mache ich Selbstkontrolle? Sehen wir uns einmal auf der Tafel 2/16 in drei Beispielen die Vor- und Nachteile an.

| Tafel 2/16: Vor- und Nachteile diabetes- bezogener Entscheidungen | Entscheidung | Vorteile | Nachteile |
|---|---|---|---|
| | Gewicht reduzieren | Diabetestherapie wird leichter, größere Beweglichkeit | ständig auf das Essen achten, auf Schönes verzichten, Hunger bewältigen |
| | gute BZ-Werte mit nur zwei Spritzen | weniger Schmerzen durch Testen und Spritzen, nicht so viel um den Diabetes kümmern | fester Ernährungsplan, kein spontanes Essen, Zeiten einhalten |
| | Basis-Bolus- Therapie | fast alles essen können, Mengen und Zeitpunkte selbst bestimmen | ständig an den Diabetes denken, viel testen und oft spritzen |

Wenn jemand sagt: „Ich will gern mein Gewicht reduzieren, aber ich will mit dem Essen erst aufhören, wenn ich satt bin." So hat er ein falsches Verständnis vom Entscheiden. Will er sein Gewicht reduzieren, so muß er es ertragen, sich auch einmal nicht satt zu fühlen (Ich sehe einmal davon ab, daß es auch kohlenhydratarme, ballaststofffreiche „Füller" gibt). Macht er die Sattheit zur Bedingung, so kann er z. B. auch nicht erfahren, daß der Körper fast automatisch lernen kann, bei kleineren Nahrungsmengen satt zu sein. Ebenso kann er bei zwei Insulinspritzen nicht verlangen, nach Lust und Laune essen zu können oder bei BBT, daß eine Spritze nie schmerzt oder daß es keine Mühe kosten darf, Selbstkontrolle zu machen. Je eindeutiger jemand sich entscheidet, um so weniger wird er den Vorteilen der nicht gewählten Alternative nachtrauern und um so eher wird er sich an die Nachteile der gewählten Alternative gewöhnen. Die Spritze schmerzt um so weniger, je mehr man den Nachteil der Schmerzen akzeptiert (vgl. das Kap. „Angst vor Spritzen"); Selbstkontrolle ist um so weniger lästig, je länger und regelmäßiger man sie durchführt.

**Entscheiden heißt immer auch, auf Angenehmes zu verzichten.**

Viele Betroffene behalten Gewohnheiten, die auf den Diabetes bezogen schädlich sind, trotzdem bei. Sie möchten nicht von ihnen Abschied nehmen und sich verändern. Solange die schädlichen Konsequenzen noch nicht fühlbar sind, können sie das Risiko noch herunterspielen. Aber wenn ein Betroffener weiterraucht, nachdem ein Bein bereits amputiert wurde? Dieser Mensch entscheidet sich für das Rauchen und damit evtl. für ein erhöhtes Risiko weiterer Amputationen. Wenn das eine bewußte Entscheidung ist, weiß er, was er tut. Aber manch einem ist es nicht klar, daß und wofür er sich entscheidet. Wenn dann die Nachteile eintreten, sucht er die Schuld dafür selten bei der eigenen Fehlentscheidung. Wer das Auftreten diabetesbedingter Folgeerkrankungen nicht für Kurskorrekturen bei Verhaltensweisen nutzt, die zu den Erkrankungen beigetragen haben, entscheidet sich gegen seine körperliche Gesundheit.

**Ob mit oder
ohne Diabetes:
Sie ent-
scheiden
selbst.**

Oft erkennt ein Mensch in dieser Situation nicht seine eigene Verantwortung für sein Tun, sondern meint, „es" laufe nur alles so weiter wie bisher. Nicht er trage Schuld daran, daß ihm das Rauchen so sehr schade, sondern sein Diabetes. Das ist eine Verzerrung der Wirklichkeit. Denn er orientiert sonst ja auch sein Verhalten an äußeren Notwendigkeiten und setzt es nicht blind fort. Es wäre so, als wenn jemand, der bei Rot über die Straße geht, dem Autofahrer, der ihn anfährt, die Schuld gibt, weil vorher dort wenig Verkehr war.

Manche Betroffene, die schädliche Gewohnheiten trotz gesundheitlicher Schäden beibehalten, sind ihrem Leben gegenüber gleichgültig geworden. Vielleicht treten sogar Selbstmordgedanken auf. Man kann keinen Menschen daran hindern, sich umzubringen, wenn er es wirklich will. Aber vielleicht helfen ihm Gespräche, um herauszufinden, durch welche Überlegungen er zu dieser Resignation gekommen ist und ob ihm auch andere Sichtweisen noch möglich sind.

Es gibt eine Form der Nicht-Entscheidung, die nicht ganz einfach zu erkennen und zu verstehen ist: das schlechte Gewissen. Landläufig herrscht die Auffassung, ein schlechtes Gewissen sei etwas Gutes, weil es einen daran erinnert, etwas Falsches getan zu haben und dies nicht zu wiederholen. Aber gerade diese Konsequenz wird oft nicht gezogen, sondern im Gegenteil denken Betroffene manchmal: „Ich habe viele Süßigkeiten gegessen, ohne dafür Insulin zu spritzen. Das hätte ich nicht tun dürfen, nun habe ich ein schlechtes Gewissen. Es ist mal wieder über mich gekommen, und dies ist nun meine Strafe."

Und damit ist dann der Fall erledigt: das schlechte Gewissen erteilt sozusagen die Absolution für das Fehlverhalten, auch für das zukünftige. Nach dem Muster: eine Schachtel Konfekt ohne Insulin= 30 Minuten schlechtes Gewissen. Wie viele Betroffene benutzen ihr schlechtes Gewissen auf diese Weise, ohne eine Konsequenz für das zukünftige Handeln zu ziehen? Ein solches schlechtes Gewissen ist ein ziemlich sanftes Ruhekissen. Es macht inaktiv, es verschleiert, daß ich selbst

*Mit Diabetes
leben lernen*

es doch bin, der den Fehler riskiert. Vielleicht ist es bei Ihnen
ja anders, wenn Sie ein schlechtes Gewissen haben. Aber einmal Hand auf's Herz: Bemühen Sie sich dann mehr oder weniger, eine Wiederholung des Fehlers zu vermeiden? Unter
dem Aspekt der Entscheidung werden die Alternativen klarer, als wenn Sie auf Ihr schlechtes Gewissen lauschen: Gestern hatte ich mittags einen BZ von 300, weil ich zwischendurch einfach noch ein großes Stück Kuchen gegessen habe.
Wenn ich das nicht wiederholen will, muß ich wohl oder übel
den Kuchen sein lassen oder zum Kuchen Insulin spritzen,
wenn ich solche Werte vermeiden will.

Entscheidungen sind Meilensteine auf dem Weg durch unser
Leben. Oft fallen sie schwer, aber trotzdem müssen wir sie
treffen. Und danach merken wir irgendwann, daß wir einen
Schritt weitergekommen sind oder daß wir etwas korrigieren
müssen.

Es ist so ähnlich, als wenn Sie einen Garten in einer Oase
hätten. Alles wächst und gedeiht. Plötzlich wird aus unerklärlichen Gründen das Wasser knapp. Sie müssen sich nun
ständig um die Bewässerung kümmern, prüfen, ob es genug
Wasser ist, und Wasser beschaffen, wenn es zu wenig ist.
Dabei wissen Sie nie, wieviel Wasser genau richtig wäre, Sie
können es nur schätzen. Gleichzeitig müssen Sie aber weiter
tun, was vorher schon notwendig war: Wildkräuter verringern, Pflanzen beschneiden, neu aussäen, umpflanzen, vielleicht mit anderen zusammen den Anbau planen. Da kann es
passieren, daß Sie die Wasserversorgung manchmal nur notdürftig aufrechterhalten, weil Sie sich gerade um etwas anderes kümmern müssen. Ihre Zeit und Ihre Energie sind nun
einmal begrenzt. Wenn Sie gerade eine besonders schöne Pflanze pflegen, die Ihnen viel Freude macht, bleibt Ihnen gar nichts
anderes übrig, als sich um die anderen weniger zu kümmern.
Dann wird hier und da etwas welken, vielleicht sogar eingehen. Aber sobald Sie sich wieder der Wasserversorgung voll
zuwenden, bringen Sie alles wieder zum Wuchs. Wenn Sie zu
lange das Wasser vergessen, wird vieles eingehen und nicht

**Handeln ist besser, als sich auf einem schlechten Gewissen auszuruhen.**

**Ein schlechtes Gewissen bedeutet oft, daß man sich nicht entschieden hat.**

mehr zu retten sein, am Ende wäre alles Wüste. Aber sobald
Sie wieder anfangen, ist noch viel zu retten, und Sie können
neue Pflanzen kultivieren. Eine Zeitlang haben Sie sich nur
noch um das Wasser gekümmert. Da haben Sie gar nicht mehr
gesehen, was alles wächst, und Sie hatten gar keine Zeit, die
einzelnen Pflanzen zu pflegen. Sie hatten nicht einmal Zeit,
die schönen Blüten zu betrachten. Deswegen haben Sie die
Wasserversorgung, so gut es ging, mit allerlei technischen
Hilfen automatisiert, damit sie nicht so viel Zeit kostet und
Sie mehr Zeit haben, sich über den Garten zu freuen.

Sie ahnen vielleicht, worauf ich mit diesem Bild hinauswill:
So ähnlich ist es mit dem Diabetes. Es ist wie bei der Bewässerung ziemlich wichtig, sich um ihn zu kümmern, damit
alles läuft, aber manchmal, wenn man sich mit einer anderen
Sache beschäftigen möchte, muß der Diabetes zurückstehen.
Wenn ich ihn zu lange mißachte, entstehen Schäden; wenn
dagegen Diabetes das einzige ist, worum ich mich kümmere,
bekomme ich vom Garten nichts mehr mit und arbeite nur
noch, ohne zu schauen. Und dann geht vielleicht etwas zu-
grunde, das mir wichtig war. Ich kann die Schwerpunkte
meiner Pflege immer wieder verlagern, je nachdem, was mir
besonders wichtig ist. Es ist gut, die Bewässerung zur Routine werden zu lassen, weil dann mehr Zeit für andere Dinge
verbleibt.

# III. Spezielle seelische Probleme mit dem Diabetes

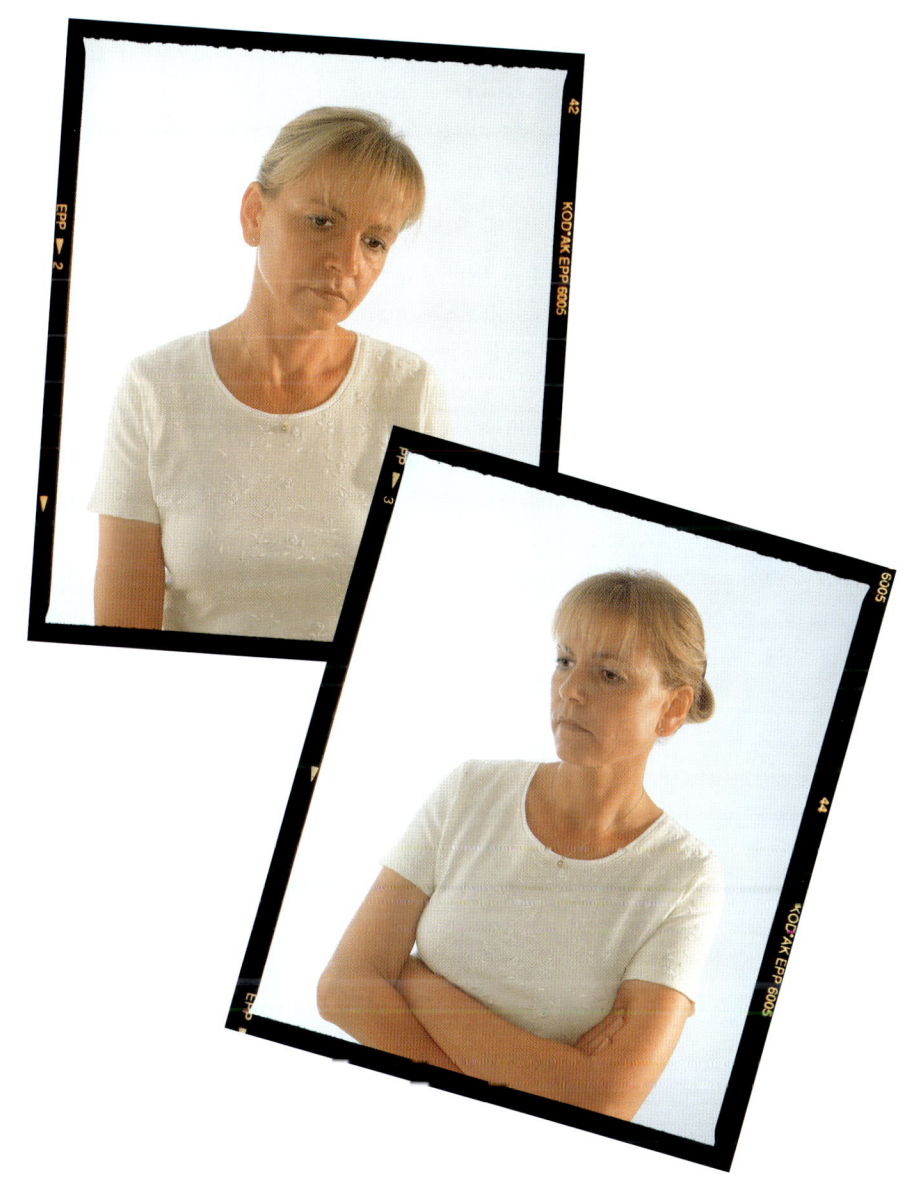

# Probleme mit dem Essen

### Diabetesdiät früher und heute

Viele Betroffene haben früher mit einer sehr starren Diät begonnen, weil sie ihnen so empfohlen wurde. Um sie durchzuhalten, identifizierten sich manche Menschen sehr stark mit dieser Diät, waren vielleicht sogar stolz auf ihre neu gewonnene Disziplin. Wenn sie heute erfahren, daß sie gar nicht so essen müssen, sperren sie sich anfangs manchmal gegen jede Diätliberalisierung, oft aus Angst vor Folgeerkrankungen. Man kann sich doch nicht Jahre eingeschränkt haben, wenn es ganz überflüssig war!

Für die meisten Betroffenen machen sich im Alltag aber die Nachteile einer starren Diät bemerkbar: Die Essenszeiten kollidieren mit dem Tagesablauf und den Gewohnheiten anderer Menschen. Das behindert soziale Kontaktmöglichkeiten, z. B. gemeinsam mit anderen Essen zu gehen. Der Betroffene möchte gern mehr, weniger oder andere Dinge essen und empfindet den gleichbleibenden Essensrhythmus immer häufiger als lästig. Er stellt sich dann oft die Frage, ob und wo man sein Diätregime lockern kann. Kann man Essenszeiten verschieben? Kann man „Verbotenes" vielleicht doch in kleinen Mengen essen?

### Reaktionen auf Diätverordnungen

Was haben Menschen gemacht, die eine starre Diätverordnung bekommen hatten? Es gibt mehrere Möglichkeiten, mit frustrierten Bedürfnissen umzugehen. Menschen sind da im allgemeinen ganz findig.

Eine Lösung ist, seinen Wünschen nicht nachzugeben, sich mit der Diät zu identifizieren und Übertretungen zu „Sünden" zu erklären. Der Betroffene fürchtet, bei einer Abweichung von den Prinzipien die Kontrolle zu verlieren, und er

136

wehrt den Anfängen. Er versucht, die Diät zur Gewohnheit werden zu lassen. Eine geistige Selbsthilfe besteht darin, sich immer wieder zu sagen, daß man jetzt gesund lebt, so wie alle eigentlich leben sollten. Manche Betroffene schaffen es auf diese Weise lange Zeit sehr gut. Es kann aber auch Probleme geben.

**Der Weg der Askese.**

Eine Gefahr ist, daß der Betroffene doch einmal gegen die starren Regeln verstößt. Er merkt, daß nichts Schlimmes passiert und nimmt es nicht mehr so genau. Er tut es aber meist mit einem schlechten Gewissen, da er nach wie vor meint, etwas Unerlaubtes zu tun. Vielleicht hält er sich irgendwann für einen Versager, der überhaupt nicht in der Lage ist, eine Diät einzuhalten. Er sagt sich vielleicht: „Ich schaffe es doch nicht, also hat es auch keinen Zweck, wenn ich mich anstrenge." Er wird nachlässig in der Diät und gerät evtl. in eine depressive Stimmung. Eine realistischere Schlußfolgerung wäre es, wenn man feststellt, daß die starre Diät nur schwer durchzuhalten ist, zu überlegen: Will ich es trotzdem versuchen, indem ich mich noch mehr anstrenge, oder will ich lieber meine Diät liberalisieren? Eine andere Gefahr ist, daß der Betroffene es zwar schafft, sich an die Diätprinzipien zu halten, daß er dies aber als ständige Pflichterfüllung erlebt und dadurch mit immer weniger Freude ißt. Ich kenne Menschen mit Diabetes, für die Essen nur als Pflicht existiert, sie atmen schon auf, wenn man ihnen erklärt, wie sie eine Mahlzeit auslassen können.

**Sich selbst nicht überfordern.**

Eine Möglichkeit, positiver mit seinen Bedürfnissen umzugehen, liegt darin, die Diät bewußt nicht mehr so genau zu nehmen und sich Abweichungen zu erlauben, ohne die Auswirkungen auf den BZ zu prüfen. Die Selbstkontrolle wird dann evtl. immer mehr als lästig, zeitaufwendig und schließlich auch als einschränkend erlebt, weil man weiß, daß man aus dem Ergebnis eine Konsequenz ziehen müßte. Hier lautet dann die Devise: „Nicht alles so verbissen sehen, man muß auch mal ein Auge (oder zwei) zudrücken." Der Betroffene erlaubt sich die Übertretung und hat nur selten ein schlechtes

Gewissen. Das Diätregime wird zum Gegenspieler, den man immer öfter überlistet oder ignoriert. Solange der Betroffene die Regelübertretungen in Grenzen hält, ändert sich die Stoffwechsellage evtl. nur unwesentlich. Es besteht aber das Risiko, die Übersicht zu verlieren und damit die Blutzuckerspiegel deutlich zu verschlechtern.

### Gesunde Ernährung ist kohlenhydratreich

Eine Regel wird von den Betroffene meist von vornherein nicht so ernst genommen: Internationale Ernährungs- und auch Diabetesgesellschaften empfehlen schon lange, den Kalorienbedarf so aufzuteilen: 50-60 % Kohlenhydrate (Das ist sehr viel!), höchstens 35 % Fett, 15 % Eiweiß. Es wird Menschen mit Diabetes häufig geraten, so zu essen. Bei Tabletten- und Insulinbehandlung kommt evtl. noch ein „BE-Gerüst" für die Tages-BE-Verteilung dazu. Viele Betroffene haben sich diese komplizierten Regeln dadurch erleichtert, daß sie sich nur um die BE kümmern und Eiweiß und Fett nicht beachten. Dann wird oft mit den KH gespart. Stoffwechselmäßig ist diese Regelübertretung erst einmal auch vernünftig, denn es sind ja die Kohlenhydrate, die den Blutzucker erhöhen, und nicht das Eiweiß und das Fett.

Allerdings: Wer die KH einschränkt, kommt schnell auf zu viel Fett - was von den meisten Ernährungsexperten heute als ungesünder betrachtet wird - und nimmt evtl. zu. Die meisten Menschen mit Diabetes essen zu wenig KH, weil sie sich angewöhnt haben, nur auf diese zu achten. Auch weil viele immer noch denken, weniger Insulin zu spritzen sei besser (Diese Annahme ist nicht durch wissenschaftliche Beweise gestützt.), weckte das meist den Ehrgeiz, KH einzusparen. Wenn Sie einmal ausrechnen, wieviel die geforderten 50 % der Gesamtkalorien an Kohlenhydraten sind, dann kommen Sie für einen Erwachsenen mit mittlerer körperlicher Belastung locker auf 300-350 g KH oder 25-30 BE. Wenn ich Frauen mit Diabetes erzähle, daß 20 BE eigentlich das Minimum im Rahmen einer gesunden Ernährung wären, schreien sie oft geradezu auf und sagen, das könnten sie niemals schaffen. Aber wie machen sie es dann, nicht abzunehmen? Sie essen eben wie fast alle von uns zu viel Eiweiß und Fett.

Natürlich ist es die Entscheidung jedes Betroffenen selbst, mehr Fett und Eiweiß zu essen, wenn es ihm schmeckt. Aber bedauerlich ist, daß viele Betroffene gar nicht wissen, was da bei ihnen abgelaufen ist, so daß sie sich gar nicht bewußt entscheiden konnten. Durch den Kohlenhydrat- und Kalorienmangel, die dem Betroffenen verordnet worden war, hat bald der Körper gegen die Unterernährung protestiert. Der Betroffene hat dann aus Notwehr mehr von den Dingen gegessen, die er nicht so streng berechnen mußte. So kommt es häufig zu dem Ungleichgewicht in Richtung Fett und Eiweiß.

**Mehr Kohlenhydrate essen.**

Wenn man mit dem Essen möglichst wenig Probleme haben will, sollte man sich informieren und bewußt entscheiden. Eine selbständige und selbstverantwortliche Steuerung des Essens, bei der die Auswirkungen auf die BZ-Einstellung beachtet werden, ist langfristig für viele die beste Lösung. Dann kann man experimentieren und seine Therapie immer wieder an die Essenswünsche anpassen. Neue Nahrungsmittel kommen auf den Markt, Ernährungsregeln verändern sich mit fortschreitender Erkenntnis, und die meisten Menschen wünschen sich im Essen Abwechslung. Wenn man nicht mehr auf angeblich unumstößliche Regeln achtet, sondern wieder anfängt, das auszuprobieren, wozu man Lust hat, dann macht das Essen wieder Spaß. Im goldenen Käfig von BE, Kalorien, Fett- und Eiweißbegrenzungen und Austauschtabellen kommt doch nicht die rechte Freude auf.

**Mut zu Experimenten.**

Wer Lust dazu hat, kann natürlich auch versuchen, sich gesünder zu ernähren. Bei einer kohlenhydratreichen, fettarmen und ballaststoffreichen Ernährung kann man ganz neue Ernährungswelten entdecken (vgl. Literaturverzeichnis)! Eine Erhöhung der Kohlenhydratmengen (mehr Obst, Brot, Kartoffeln, Nachspeisen) gehört normalerweise dazu, und Sie erschließen sich vielleicht die vegetarische Welt mit ihren

Köstlichkeiten. Es gibt so viele tolle Rezepte, daß auch ich nach anfänglicher Skepsis inzwischen überzeugt bin: Die sogenannte gesunde Ernährung schmeckt sogar viel besser. Aber das müssen Sie für sich selbst herausfinden.

### Den Anfängen wehren?

Manche Menschen mit Diabetes fürchten, neugewonnene Freiheiten könnten sie verführen, gar keine Regeln mehr einzuhalten. Ich selbst hatte eine Zeitlang die Vorstellung, wenn ich erst einmal mit Abweichungen von meiner starren Diät anfinge, würde vielleicht der Damm brechen, hinter dem sich meine alten Essensgelüste „stauten". Deswegen hatte ich, wie viele andere auch, eine Zeitlang Süßigkeiten ganz gemieden. Das Bild des Staudamms sagt aber auch: Wenn man nicht ab und zu Wasser abläßt, erhöht man erst recht die Gefahr des Dammbruchs. Manchmal steckt hinter solchen Wehret-den-Anfängen-Vorstellungen die allgemeine Furcht vor Veränderungen und die Illusion, man sei bei der Befolgung starrer Regeln sicherer und habe eine bessere Stoffwechsellage. So gut ist die Stoffwechsellage aber oft gar nicht. Wer eine starre Regel einhalten kann, wieso sollte der nicht auch Regeln einhalten können, die mehr Freiräume lassen? Müssen wir uns selbst enge Fesseln anlegen, um nicht unseren Trieben willenlos ausgeliefert zu sein? Was ist das für ein Menschenbild?

### Arten von Eßproblemen

Tiefenpsychologen haben auf den Zusammenhang hingewiesen zwischen Essen, etwas besitzen und sich etwas aggressiv einzuverleiben. Viele Menschen erleben das Essen, vor allem das ungezügelte Essen bestimmter ausgewählter Speisen (z. B. Süßigkeiten) als lustvolles Sich-Gehen-Lassen, das mit Selbstkontrolle und Disziplin gebremst werden muß. In extremen Formen, z. B. in manchen Fällen von Anorexie (Magersucht), führt dies zu einem Pendeln zwischen extremer Kontrolle, die zur Abmagerung führt, und Eßanfällen, die mit Gewichtszunahme und mit einem schlechten Gewissen gekoppelt sind. Für die Bulimie (Eß-Brech-Sucht) ist der Wechsel zwischen Fasten und Eßanfällen typisch. Wer normales Essen unter dem Aspekt einer ständigen Selbstkontrolle erlebt, für den ist zügelloses Essen gleichbedeutend damit, frei zu sein, die Ketten zu sprengen und sich gehen zu lassen.

Eine schwere, klinische Eßstörung liegt vor, wenn das Eßverhalten dauerhaft oder regelmäßig massiv gestört ist (Eßattacken, Fasten, oder beides im Wechsel), wobei fast immer gleichzeitig weitere schwere seelische Störungen vorliegen (oft Depressionen). Die Anorexie („Magersucht") ist eine sehr schwere Störung vor allem junger Frauen, die sich auf ein evtl. lebensgefährlich niedriges Körpergewicht herunterhungern. Bei der Bulimie und der Binge-Eating-Störung haben die Betroffenen mindestens zwei größere Eßanfälle pro Woche über längere Zeit, bei der Bulimie wird das Essen bald danach meist wieder erbrochen. Frauen haben sehr viel häufiger Eßstörungen als Männer, was wegen des gesellschaftlichen Schönheitsideals nicht verwunderlich ist. Eßstörungen sind mit hohen Risiken für die seelische und körperliche Gesundheit verbunden, besonders, wenn auch noch ein Diabetes besteht. Die Betroffenen haben ein hohes Risiko für akute Stoffwechselentgleisungen und für früh einsetzende diabetesbedingte Folgeerkrankungen. Menschen mit so schweren Störungen sollten bei Fachtherapeuten oder in Fachkliniken Hilfe suchen, eine ambulante Therapie ist wegen der Komplexität der Störung meist nicht ausreichend. Aber kommen wir zurück zu den leichteren Problemen der Betroffenen mit dem Essen.

**Klinische Eßstörungen.**

In den industrialisierten Ländern wird in der Regel viel gegessen, was für manche Menschen zu Übergewicht führt. Das Eßverhalten zu verändern und auf Normalgewicht zu kommen, ist für viele Menschen sehr schwer. Menschen ohne Essensprobleme sind in der Regel daran erkennbar, daß sie nach Hunger und Appetit essen, daß sie sich gedanklich sonst wenig mit Essen beschäftigen und daß ihr Gewicht von allein im Normalbereich bleibt. Sie haben in der Regel keine Anlage, schnell Körperfett zu speichern. Wer sein Gewicht nur dadurch halten kann, daß er sich beständig kontrolliert, ist aufgrund neuer Erkenntnisse immer in der Gefahr, übergewichtig zu werden.

**Typisch Diabetiker?**

Woran erkannte man früher Menschen mit Diabetes in der Selbsthilfegruppe? Sie aßen dauernd und redeten ständig vom Essen (natürlich nicht alle). Manche Betroffene sind geradezu auf das Essen fixiert. Woran liegt das? Einmal lebt der Mensch mit Diabetes in einer Umwelt, in der gern und viel gegessen wird. Hinzu kommt für ihn die Notwendigkeit der ständigen Essenskontrolle, die ihn für Essen ohne Hunger empfänglich macht (s. o.), besonders, wenn dies schon vor der Erkrankung ein Problembereich war. Schließlich provoziert das Essen nach Plan viele Formen der Rebellion, die oft dazu führen, mehr zu essen. Ich möchte hier vor allem drei Probleme herausgreifen: das Zwischendurch-Naschen, die Eßanfälle und das Übergewicht. Für Menschen, die heute von Anfang an lernen, daß sie auch mit Diabetes alles essen können, spielen diese „Ausbrüche" keine große Rolle mehr. Die folgenden Überlegungen sind für Betroffene geschrieben, die in diesen Bereichen Probleme haben.

### Das Zwischendurch-Naschen

**Süßigkeiten sind doch verlockend.**

Ich bin wahrscheinlich nicht der einzige Mensch, der nach einer Phase der übertrieben korrekten Diät langsam dazu gekommen ist, Fachmann für Süßigkeiten zu werden. Vor meinem Diabetes bedeuteten mir Süßigkeiten ziemlich wenig. Ich habe den Eindruck, daß bei mir folgendes abgelaufen ist: Ich habe den Süßigkeitenverzehr zunächst wegen des Diabetes drastisch eingeschränkt. Nach und nach habe ich mir die Diätsüßigkeiten genauer angesehen. Weil ich nicht immer wieder zu den Zwischenmahlzeiten Brot essen wollte,

habe ich zum Kaffee dann öfter Süßigkeiten gegessen. Sogar
Kuchenbacken habe ich dabei gelernt (Wer hat einen so regen
Rezeptetausch wie Menschen mit Diabetes?). So bin ich durch
die Notwendigkeit, essen zu müssen, und durch den Wunsch,
dies nicht zu eintönig zu gestalten, den Süßigkeiten wieder
näher gerückt.

Und als langsam durchsickerte, daß man bei einer BBT ohne
große Probleme auch normale Süßigkeiten essen kann, ohne
den BZ durcheinander zu bringen, habe ich das nach und
nach ausprobiert. Es klappte hervorragend, so daß ich nun
wieder nach Appetit alles essen kann. Meine Frau meint zwar,
ich sei immer noch etwas unnormal mit meinen Gelüsten, im
Urlaub jeden Kuchen auszuprobieren, aber wer will schon
ganz normal sein? Diese mit dem Diabetes erworbene
Eßstörung kann ich dem Diabetes verzeihen.

Mein Weg ist vielleicht nicht der typischste. Ich kenne viele
Menschen mit Diabetes, die sich von einem hohen Süßigkeits-
konsum vor dem Diabetes bald - nachdem das erste Erschrek-
ken geschwunden ist - auf Diätsüßigkeiten stürzen und diese
dann etwas reichlicher nehmen, weil sie denken, sie litten
wegen ihrer Diät großen Mangel. Ein solcher Gedanke ist oft
Urheber oder Begleiter von Eßproblemen. Es gibt ihn in vielen Variationen, z. B.:

„Was habe ich denn vom Leben? Wieso soll ich auf etwas
verzichten, was alle gern essen? Was habe ich denn verbrochen?
Das kann mir doch in meiner Situation keiner übelnehmen,
daß ich manchmal einen Heißhunger habe! Und wenn ich
schon dies und das nicht darf, dann muß doch wohl ab und
zu eine Tafel Schokolade drin sein." (Auch das Rauchen wird
oft so begründet.)

**Ich will nicht leiden und verzichten.**

Das Zwischendurch-Naschen hat noch andere Aspekte. Es
sind nicht immer Süßigkeiten, sondern es geht auch um das
Zwischendurch-Essen allgemein. Viele Menschen mit Diabetes bewerten es als monoton und unnormal, nur zu festge-
setzten Zeiten ihre Mahlzeit einzunehmen. Sie wollen wie
andere auch einmal etwas zwischendurch essen. Nach dem-

selben Motto: Was habe ich verbrochen, daß ich verzichten soll? Sie wissen zwar, daß sie zur Vermeidung von Blutzucker-Anstiegen unkontrolliertes Naschen einschränken sollten, andererseits ist bald klar, daß ein Joghurt oder ein Keks den BZ nur wenig erhöht.

Wer häufig unkontrolliert zwischendurch nascht, kann seine Blutzuckerwerte schlechter kontrollieren. Er verliert eher die Übersicht und läßt sich, sofern er ausreichend Selbstkontrolle macht, vom nächsten gemessenen Wert „überraschen". Wer sein Naschen dagegen etwas kontrolliert und normalisiert, bekommt dadurch selten Probleme. Viele sind mit einem bißchen Naschen zufriedener als ohne, und ihr Risiko „auszurasten" ist geringer als bei jemandem, der sich verbissen kontrolliert. Wer mit seinem Zwischendurch-Essen gut zurechtkommt, der braucht das Kapitel nicht zu Ende zu lesen. Das folgende ist gedacht für Menschen, die mit ihrer Lösung bisher unzufrieden sind.

### Wenn man das Zwischendurch-Naschen ändern will

Bevor Sie an diese Aufgabe herangehen, überlegen Sie noch einmal genau, ob Sie es wirklich ändern wollen. Gibt es einen wichtigen Grund dafür? Wollen Sie abnehmen oder nicht weiter zunehmen? Dann ist langfristig wahrscheinlich körperliche Aktivität wichtiger. Wenn es keinen wichtigen Grund gibt: Gönnen Sie sich doch das Vergnügen. Es geht auch mit dem Diabetes. Holen Sie sich Rat bei anderen Betroffenen oder aufgeschlossenen Diabetesteams, um den Blutzucker dadurch nicht zu sehr durcheinander zu bringen.

**Nicht aus Langeweile essen.**

Wie läßt sich das Zwischendurch-Naschen einschränken, wenn man es ändern will? Eine wichtige Voraussetzung zur Veränderung von Eßgewohnheiten ist meist, daß man ein aktives Leben führt, so daß man nicht aus Langeweile immer wieder auf das Essen kommt. Wer viel fernsieht, hat es schwer, nichts zwischendurch zu essen. Bei unbeabsichtigtem Zwischendurch-Essen haben die Betroffenen oft bestimmte Ge-

144

danken, mit denen sie selbst ihre ungeliebte Gewohnheit am Leben halten. Sehen wir uns einige Gedanken an, die häufig bei Menschen anzutreffen sind, die „gegen ihren Willen" zwischendurch essen.

Tafel 3/1 zeigt häufige unrealistische, selbstschädigende Gedanken zum Zwischendurch-Essen. Die Eßprobleme entstehen meist nicht durch solche Gedanken, aber sie werden durch die Gedanken aufrechterhalten und legitimiert. Eine dauerhafte Veränderung des Eßverhaltens wird meist scheitern, wenn diese Gedanken nicht verändert werden. Im Kapitel „Unangenehme Gefühle hängen zusammen mit negativen Bewertungen" haben Sie einige Grundsätze gelernt, wie Sie selbstschädigende Gedanken erkennen und bekämpfen können. Die Fragen auf Tafel 3/1 sollen Ihnen Möglichkeiten zeigen, wie Sie den selbstschädigenden Gedanken selbst entkräften können. Fangen Sie am besten gleichzeitig mit der Überprüfung von Gedanken an, um Ihr Eßverhalten direkt zu verändern.

Wenn Ihnen z.B. klar ist, daß es nicht schrecklich ist, sich an Regeln zu halten - ohne Regeln wäre das Leben ein Chaos -, können Sie eine klare Abmachung mit sich treffen, bestimmte Grenzen nicht zu überschreiten. Beweisen Sie sich und anderen, was Sie alles noch ändern können, wenn Sie es wollen! Menschliche Fähigkeiten zeigen sich nicht in starren und automatischen Verhaltensweisen, sondern in der Entwicklungsfähigkeit. Behindern Sie sich nicht mit faulen Ausreden wie: „So bin ich nun mal." Beispiele für Veränderungen:

1. Legen Sie fest, wieviele KH und Kalorien Sie maximal pro Tag zwischendurch naschen wollen. Machen Sie sich vorher klar, wieviel das bei verschiedenen Nahrungsmitteln ist. Obst spart Kalorien! Legen Sie fest, wie oft Sie etwas Süßes essen wollen.

2. Setzen Sie ab und zu einen Tag mit dem Naschen aus.

3. Unterbrechen Sie die Handlungskette Ihres Naschens an einem beliebigen Punkt, indem Sie z.B. das letzte Stück Konfekt liegen lassen (Das ist hart, aber es geht!).

145

**Tafel 3/1:**
**Selbst-**
**schädigende**
**Gedanken, die**
**das Zwischen-**
**durch-Naschen**
**begleiten und**
**ihre Infrage-**
**stellung**

| Selbstschädigender Gedanke | Infragestellung des Gedankens |
|---|---|
| Es ist schrecklich, jedes Essen vorher zu planen. | Ist es wirklich schrecklich oder nur unangenehm? Ich muß es gar nicht immer tun. Ich kann mir vornehmen, ab und zu ohne Vorplanung zu essen. |
| Ich will keine Maschine sein. | Bin ich, wenn ich immer auf das Essen achte, denn eine Maschine? Dann dürfte ich ja gar nichts regelmäßig tun, oder? |
| Man muß sich auch mal etwas gönnen. Das wäre doch sonst kein Leben! | Was heißt eigentlich „muß"? Es macht vielleicht Spaß zu naschen, aber ich muß es nicht. Viele Menschen leben gut und sind zufrieden, ohne zu naschen. |
| Ich will nicht zu kurz kommen, das wäre doch ungerecht. | Muß ich alles tun können, was andere auch tun? Sicher nicht. Jeder hat seine Grenzen, die er berücksichtigen sollte. |
| Wenn Süßigkeiten auf dem Tisch stehen, kann ich nicht widerstehen. | Bin ich vielleicht eine Lust-Maschine, daß ich nicht widerstehen kann? |

4. Meiden Sie Versuchungssituationen, solange Sie noch nicht sicher sind. Lassen Sie Süßigkeiten nicht überall herumliegen, sondern legen Sie sie in einen Schrank.

5. Tischen Sie keine Berge von Süßigkeiten auf, wenn die Selbsthilfegruppe bei Ihnen zu Gast ist, sondern backen Sie einen Kuchen!

6. Wenn Sie sich diese Möglichkeiten anschauen: Überlegen Sie jetzt noch einmal, ob Sie es wirklich ändern wollen, denn es kostet doch einige Überwindung! Und Rückfälle sind wahrscheinlich.

Achtung: Es ist nicht vernünftig, zuckerhaltige Naschsachen für Unterzuckerungen „aufzusparen", wie das früher ganz viele Menschen mit Typ-1-Diabetes taten. Man erhöht dadurch zwar etwas die Kontrolle, aber die Erfahrungen vieler Betroffener zeigen doch, daß es eine sehr grobe und unzuverlässige Strategie ist. Die verbotenen Sachen sind oft gerade nicht diejenigen, die am schnellsten aus der Unterzuckerung führen (z. B. Schokolade), und häufig wird dann zu viel gegessen, so daß man überflüssigerweise zwischen Hypo- und Hyperglykämie hin- und herpendelt. Und außerdem kann man in der Unterzuckerung etwas nicht richtig in Ruhe genießen.

**Naschen Sie nicht bei Unterzuckerungen!**

Wenn Sie immer wieder Ihren Vorsätzen untreu werden, probieren Sie es mal mit einer Radikalkur: Eine Woche keine Süßigkeiten. Ostern probieren viele aus, ob sie es sogar sieben Wochen durchhalten können, auf eine Gewohnheit zu verzichten. Wetten, daß Sie das überstehen? Es gibt sogar Betroffene, die Süßes aus ihrer Nahrung weitgehend streichen, um sich nicht immer wieder dem Konflikt auszusetzen. Wer sich so entscheidet, muß aber von dieser Veränderung überzeugt sein, weil sonst die Gefahr besteht, daß er in Eßanfällen alles „nachholt" oder sehr verbissen wird. Langfristig können fast alle Essensumstellungen zur Gewohnheit werden, wenn man sie wirklich will. Man kann sich alles mögliche angewöhnen, egal ob es zusammen paßt oder nicht. Jeder muß selbst probieren, mit welcher Maßnahme er am weitesten kommt.

**Radikalkuren.**

Wenn Sie immer wieder in die alte Gewohnheit zurückfallen, so überprüfen Sie, ob Sie vielleicht nach wie vor selbstschädigende Gedanken haben, weil Sie von der besseren gedanklichen Alternative noch nicht richtig überzeugt sind.

**Durchhalten
ist gefragt.**

Vielleicht sagen Sie sich auch: Ich habe bewiesen, daß ich es kontrollieren kann, also kann ich es wieder wie vorher machen. Fragen Sie sich dann, was Sie ursprünglich erreichen wollten. Wenn Sie dauerhaft das Naschen reduzieren wollen, nützt Ihnen ein einmaliger Beweis nicht viel. Machen Sie gleich einen neuen Versuch. Verhaltensänderungen sind oft schwierig und bedürfen harter und ausdauernder Arbeit. Wenn Sie denken, daß es gleich und ohne Schwierigkeiten klappen muß, brauchen Sie eigentlich gar nicht erst anzufangen.

Ein Wort noch an Jugendliche mit Diabetes: Ihr habt mit Eurem Diabetes so viel zu beachten, was meist nicht in Euer Leben paßt, da solltet Ihr Euch nicht mit zu vielen Essenseinschränkungen abquälen. Möglicherweise entsteht dadurch erst eine richtige schwere Eßstörung. Jugendliche mit Diabetes wiegen im Durchschnitt mehr, und wahrscheinlich läßt sich das aus Gründen der Stoffwechselumstellung im Jugendalter nur schlecht vermeiden. Also die Ziele nicht zu hoch setzen!

### Eßanfälle

Harmlose Eßanfälle, z.B. zwei Tafeln Schokolade auf einmal, sind ziemlich häufig. Eßanfälle kommen bei Menschen mit Diabetes wahrscheinlich häufiger vor als bei Menschen ohne Diabetes, auch und gerade bei Menschen, die sich sonst an eine Diät halten. Die Motive, die Eßanfällen zugrundeliegen, sind vielschichtiger und komplexer als beim Zwischendurch-Naschen. Ein Betroffener, der stark an Eßanfällen leidet (Binge-Eating-Störung: mindestens 3 Monate lang zweimal pro Woche große Mengen unkontrolliert essen), sollte einen Psychotherapeuten aufsuchen und mit diesem seine Probleme besprechen. Allein kann man diese Veränderung nur selten schaffen.

Nach einer oft peinlich genau eingehaltenen Diät kann es zu einem Ausbruch in Form eines ersten Eßanfalls kommen, bei dem mehrere vorher beachtete Grenzen überschritten werden. Das sofort einsetzende schlechte Gewissen steuert dem entgegen und führt nach dem „unmoralischen" Verhalten wieder zu einer mehr oder weniger langen Phase strenger Selbstkontrolle, bis es zu einem weiteren Eßanfall kommt. Süß und Fett sind bei Eßanfällen die begehrtesten Geschmacksrichtungen. Aber die Betroffenen genießen dieses Essen nicht. Das Essenmüssen wird als Zwang erlebt, der den Betroffenen gleichsam „von außen" befällt, so daß er „nichts dafür kann". Trotzdem bekommt er ein schlechtes Gewissen.

In ungünstigen Fällen ergibt sich aus dem ständigen Kampf zwischen strenger Essenskontrolle und Eßanfällen vor allem bei Frauen eine suchtartige Entwicklung zu immer häufigeren Eßanfällen, evtl. im Wechsel mit Erbrechen, was dann oft verheimlicht wird. Eine anfänglich noch bestehende Kontrolle dadurch, daß vor oder nach dem Eßanfall Normalinsulin gespritzt wird und daß auch im Eßanfall noch Nahrungsmittel mit Zucker gemieden werden, kann dann auch verlorengehen. Anderen Betroffenen gelingt es, Eßanfälle wieder in den Griff zu bekommen, indem sie für die verzehrten KH Insulin nachspritzen, bestimmte Nahrungsmittel vermeiden und, anstatt sich ein schlechtes Gewissen zu machen, zu schauen, daß die Blutzucker-Einstellung nicht zu sehr ins Wanken gerät.

Auch bei Eßanfällen finden sich aufrechterhaltende selbstschädigende Gedanken, die verändert werden sollten, wenn ein dauerhafter Erfolg eintreten soll. Tafel 3/2 zeigt solche Gedanken und ihre Infragestellung. Bei Eßanfällen entsteht allerdings manchmal eine suchtartige Entwicklung zur Bulimie oder zur Binge-Eating-Störung, die evtl. nicht mehr durch gedankliche Kontrollen steuerbar ist. Verliert die Betroffene beim Eßanfall die Kontrolle so sehr, daß sie Süßigkeiten aller Art in sich hineinstopft, den BZ ignoriert und evtl. sogar noch das Insulin wegläßt, so muß sie den BZ zuerst einmal wieder mit Insulin so in den Griff kriegen, daß sie ein Koma verhindert. Manchmal kommt es dabei auch zu depressiven Stimmungen mit Selbstmordphantasien.

**Tafel 3/2:**
**Selbstschädigende**
**Gedanken, die**
**Eßanfälle**
**begleiten können**
**und ihre**
**Infragestellung**

| Selbstschädigender Gedanke | Infragestellung des Gedankens |
|---|---|
| Ich muß mich auch mal sattessen dürfen. | Es ist schön, sich satt zu essen, aber ich muß es nicht. Merke ich überhaupt, wenn ich satt bin? |
| Bei einem Eßanfall kann ich nicht aufhören. | Wenn ich das denke, kann ich es wirklich nicht. Ich könnte schon, aber es ist sehr schwer, weil ich es mir angewöhnt habe, nicht mehr aufhören zu können. |
| Ich muß mich kontrollieren, sonst bin ich ein Versager. | Es wäre gut, wenn ich das könnte, aber ich muß es nicht. Wenn ich es nicht schaffe, so bin ich noch lange kein Versager. |
| Ich bin willensschwach. | Wenn ich eine Sache nicht schaffe, so bin ich noch lange nicht willensschwach. Und wenn ich es bisher nicht geschafft habe, heißt das nicht, daß ich es nicht lernen kann. |
| Wenn ich meine Bedürfnisse zu stark kontrolliere, müssen sie irgendwann durchbrechen. | Bin ich ein Staudamm oder Dampfdruckkochtopf? Wenn ich das denke, suche ich ein Alibi für mein Ausrasten. |

## Wege aus dem Eßanfall

Kann die Betroffene ihr Verhalten noch etwas kontrollieren,
so sollte sie erst einmal die Randbedingungen des Eßanfalls
verändern: Sie sollte Menschen in ihrer Umgebung ins Vertrauen ziehen, damit sie im Notfall helfen können, und versuchen, die Kontrolle an Einzelpunkten zurückzugewinnen:
ihr Insulin spritzen, den BZ testen, ggf. nachspritzen. Das
Allerwichtigste ist, daß man nicht durch Hungern in den
Teufelskreis hineinsteuert. Die Betroffene muß lernen, ausreichend und mit Genuß zu essen. Diese Veränderung kann sehr
schwierig sein.

## Teufelskreis Eßanfälle

Das Hauptproblem bei Eßanfällen ist oft der Teufelskreis
„Diät korrekt einhalten - Ausbruchsphantasien - Eßanfall -
Schuldgefühle usw." Es kann helfen, wenn man den Eßanfall
nicht als eine Katastrophe wertet, die unbedingt vermieden
werden muß, sondern als eine normale Ausbruchsreaktion
aus dem selbstauferlegten Zwang. Schuldgefühle können dadurch verringert werden, und die Erregung beim Eßanfall
nimmt ab. Das erleichtert die Kontrolle wieder. Offenbar
hilft es den Betroffenen nicht, einen Eßanfall mit aller Kraft
zu unterdrücken. Es ist besser, wenn man kontrolliert und
bewußt Essensregeln übertritt, als zu warten, bis einen das
anfallsartige Essen wieder „überfällt". Der Betroffene sollte
Buch führen über die Anfälle, um den Verlauf beobachten
und gezielt verändern zu können.
Wer die Anfälle bisher verheimlicht, sollte auch aus anderen
Gründen als der Nothilfe nahestehende Menschen in das Problem einweihen. Es ist besser, öffentlich zu einem Verhaltens-
problem zu stehen, wenn man es ändern will. Die Betroffenen sollten es anderen sagen, wenn sie unter Eßanfällen leiden und wenn sie diese Anfälle loswerden wollen. Sie können
andere Menschen bitten, ihnen dabei zu helfen. Andere kön-

**Geheimhaltung macht es schlimmer.**

151

nen den Betroffenen zwar die Aufgabe der Veränderung nicht abnehmen, aber sie darauf aufmerksam machen, wenn die „Sicherung durchbrennt". Mit der Offenlegung macht man eine Entscheidung für sich selbst deutlicher und sichert sich besser gegen Rückfälle ab.

**Selbsthilfe durch Senkung des Anspruchs.**

Die Betroffene mit Eßanfällen leidet unter der Kontrolle, die sie sonst zwanghaft einhält. Es kann ihr helfen, wenn sie für eine festgesetzte Zeit (z. B. eine Woche) „Urlaub vom Diabetes" nimmt, während ein geschulter Partner Spritzen und BZ-Kontrollen übernimmt. Grundidee dabei ist, daß Wünsche, einmal vom Diabetes auszuspannen, nicht jahrelang unterdrückt werden sollten, bis sie aufgrund unbearbeiteter selbstschädigender Gedanken zu „Durchbruchshandlungen" und langen Phasen einer schlechten Bewältigung führen. Umgekehrt sollten Betroffene, die sich durch den Diabetes stark belastet fühlen, immer wieder prüfen, ob sie nicht etwas gefahrlos vereinfachen können, ob sie sich ihr Leben mit dem Diabetes nicht etwas erleichtern können, bevor sie völlig erschöpft sind (vgl. Kapitel „Ausbrennen"). Es ist besser, sich bewußt etwas zu erlauben, das nicht im Einklang mit der Therapie steht. Einfach weil man weiß, daß man nicht perfekt sein muß (vgl. Kapitel „Perfektion und Resignation"). Unterdrückte Wünsche führen aber nicht zwangsläufig zu „Durchbruchshandlungen". Meist glaubt der Betroffene im tiefsten Inneren selbst, daß er irgendwann ausrasten muß (vgl. Tafel 3/2).

### Ich bin zu dick

**Was ist Übergewicht?**

Wenn Sie 20 % mehr an Kilogramm wiegen als Ihre Körpergröße in Zentimeter minus 100 ist (Broca-Referenzgewicht), dann sind Sie übergewichtig (In „Diätlos glücklich" von Nicolas Worm finden Sie mehr darüber). Beispiel: Sie sind 1,70 m groß und wiegen 80 Kilogramm. Ihr Broca-Referenzgewicht ist (170-100) = 70 Kilogramm. Dann haben Sie 10/70 x 100 = 14,3 % Übergewicht. Mehr als 20 % Übergewicht haben in Deutschland etwa 10 % der erwachsenen Bevölkerung. Wissenschaftler definieren das Übergewicht über den sogenannten Body Mass Index, wobei das Ergebnis ähnlich ist.

Bei einem Typ-1-Diabetes ändert das Übergewicht nicht viel an der Stoffwechsellage und am Insulinbedarf, und es ist dann vor allem eine Frage, wie Sie sich selbst am liebsten mögen. Bei einem Typ-2-Diabetes brauchen Sie bei Übergewicht mehr Tabletten bzw. Insulin zur Blutzuckersenkung. Wenn Sie ein paar Kilo abnehmen könnten, wäre es bei der Einstellung meist einfacher. Wenn Sie bei einem Typ-2-Diabetes mit einer medikamentösen Blutzuckersenkung beginnen, haben Sie sogar ein hohes Risiko, einige Kilo zuzunehmen, weil die Energie nicht mehr mit dem Harnzucker verloren geht.

Wenn Sie aber aus gesundheitlichen Gründen Ihren Stoffwechsel normalisieren wollen, sollten Sie in jedem Fall ausreichend Tabletten nehmen oder Insulin spritzen, um den Blutzucker möglichst normal einzustellen. Sonst nehmen Sie evtl. wegen eines Insulinmangels ab und werden dadurch immer kränker. Wie kann man als Mensch mit Diabetes abnehmen oder vermeiden zuzunehmen?

**In jedem Fall den Blutzucker senken.**

Die Ernährungsberatung der letzten Jahre hat viele Erkenntnisse gebracht, die gezeigt haben, daß es mit dem Übergewicht nicht so einfach ist, wie man lange Zeit dachte, nach dem Motto: Wer dick ist, (fr)ißt zu viel. Man weiß heute, daß das so nicht stimmt. Leute mit ähnlicher Statur, die dasselbe essen, bleiben schlank oder nehmen zu - je nach Veranlagung. Wie oft hat man Menschen mit Übergewicht, wenn sie sagten, sie äßen sehr wenig, nicht für voll genommen und der Unehrlichkeit geziehen! Heute muß man sagen: Es ist durchaus möglich, daß Sie wenig essen und kein Gramm abnehmen. Es ist offenbar in erheblichem Ausmaß Ergebnis unserer Anlagen, wie das Essen bei uns anschlägt. Wenn ich abnehmen will, ist es vielleicht für mich ziemlich leicht, und für jemand anders ist es ganz schwer. Falls Sie gern mal über dicke Menschen lästern: Denken Sie daran.

**Die Veranlagung entscheidet.**

### Entscheiden Sie selbst über Ihr Gewicht

Das Allerwichtigste beim Abnehmen: Sie müssen entscheiden, ob Sie es überhaupt wollen. Es ist ganz allein Ihre Sache. Der Schlankheitsterror sollte nicht Ihr einziger Ratgeber sein. Vor allem wenn Sie schon viele erfolglose Versuche gemacht haben, überlegen Sie genau, ob Sie sich noch einmal darauf einlassen. Es ist harte Arbeit, und wenn Sie irgendwann wieder normal weiterleben wollen, könnte es sein, daß Sie aufgrund Ihrer Veranlagung bald wieder zunehmen.

Es gibt in der Psychotherapie einen Grundsatz, den man auch hier beachten sollte: Wenn ich etwas bei mir verändern will, dann ist es wichtig, daß ich mich auch ohne diese Veränderung als Mensch akzeptieren und zu mir stehen kann. Es ist **Die Selbst-** nicht hilfreich, daß ich mich aufgrund des Umstandes, den **achtung** ich verändern will - hier das Übergewicht - ablehne oder gar **bewahren.** verachte. Dann gehe ich die Sache viel zu verbissen an, und die Enttäuschung ist um so größer, wenn ich scheitere. Manchmal erschrecke ich richtig, wenn ich von einigen Übergewichtigen höre, besonders von Frauen, mit wieviel Selbstverachtung sie sich begegnen. „Ich bin so fett, mich kann keiner mögen, und ich will es auch gar nicht; ich muß abnehmen, um mich wieder mögen zu können." Das ist eine schlechte Basis für die Veränderung. Und es ist ein grundlegender Denkfehler. Wenn ich lerne, mich mit meinen Stärken und Schwächen als Mensch zu akzeptieren, dann muß das selbstverständlich auch für mein Übergewicht gelten. Vielleicht halte ich es für eine Schwäche, aber die gehört zu mir!

Glücklicherweise sind Sie mit dem Problem heute nicht mehr allein. Die Dicken organisieren sich. Sie sind es leid, überall diskriminiert zu werden. Sie kämpfen für ihre Rechte als Menschen. Mit der bundesweiten Selbsthilfegruppe „Dicke e.V.", die sich inzwischen leider wieder aufgelöst hat, haben Übergewichtige auch in Deutschland einen Anfang gemacht. Die Ziele dieser Selbsthilfegruppe zeigt Tafel 3/3, neue Gruppen werden auf dieser Basis weiterarbeiten.

- die Förderung eines positiven Körperbildes für alle Frauen und Männer
- die Gleichberechtigung dicker Menschen
- die Bekämpfung der Diskriminierung gegenüber Dicken
- die Lebensbedingungen von dicken Menschen zu erleichtern
- die Förderung von Kontakt und Solidarität unter dicken Menschen
- die Unterstützung von Forschungsvorhaben für die Belange dicker Menschen
- die Förderung der Zusammenarbeit zwischen dicken Menschen auf europäischer und internationaler Ebene

**Tafel 3/3:**
**Die Ziele einer Selbsthilfegruppe für dicke Menschen**

Auch andernorts geht man neue Wege mit dem Übergewicht. Große psychosomatische Kliniken arbeiten bei Übergewicht inzwischen mit einem Anti-Diät-Programm aus der Erkenntnis, daß es fast nie langfristig erfolgreich ist, mit irgendeiner besonderen Diät abzunehmen. Es geht vielmehr darum, mit sich selbst ins Gleichgewicht zu kommen, so daß das Essen evtl. einen anderen Stellenwert bekommt.

## Will ich wirklich abnehmen?

Der erste Schritt sollte es für Sie sein, sich genau zu betrachten und sich klar zu machen, wie Sie zu sich und Ihrem Körper stehen. Wann haben Sie zuletzt in den Spiegel gesehen und Ihre Rundungen liebevoll betrachtet? Können Sie das

155

noch? Gucken Sie mal ein paar Tage lang morgens ganz bewußt in den Spiegel und nehmen Sie sich körperlich wahr!
Ohne sich zu verurteilen. Streicheln Sie einmal Ihre Rundungen, spüren Sie das Angenehme daran. Jahrhunderte war es
das Schönheitsideal, etwas rundlich zu sein. Da war es noch
selbstverständlich, sich mit Rundungen zu mögen, weil alles
Schöne mit Rundungen dargestellt war. Ich sage nicht, daß
Sie nun jede Rundung positiv finden müssen. Aber müssen

**Mögen Sie
sich noch?**

Sie sie gleich schrecklich finden? Lassen Sie es sich noch ein
paarmal ruhig durch den Kopf gehen, ob Sie wirklich Ihr
Gewicht reduzieren wollen. Sie wissen, wie schwer es ist.

Wenn Sie wirklich abnehmen wollen, dann führt daran allerdings trotzdem nichts vorbei: Sie müssen sich angewöhnen,
dauernd weniger zu essen (genauer: weniger Kalorien zu sich
zu nehmen) und körperlich aktiver werden - am besten beides. Die meisten Fachleute sind sich heute einig, daß irgend-
welche Blitzdiäten nicht viel bringen und sogar schaden. Der
Glaube an Wunder nützt ja allgemein nicht viel, und bei solchen Diäten nehmen viele Betroffene langfristig sogar zu.
Mehr Diätversuche dieser Art heißt oft: noch mehr Übergewicht. Langfristig hilft es nur, die Ernährung bewußt zu planen und dauerhaft zu verändern.

**Prinzipien
eines
gesunden
Abnehmens.**

Wie man am besten Kalorien einspart, darüber herrscht unter Ernährungsfachleuten weitgehend Einigkeit: eine ausge-
wogene, energiereduzierte Mischkost von 1000 - 1500 Kalorien, bei der die oben angegebene Verteilung auf KH, Fett
und Eiweiß angestrebt wird. Diese Ernährung ist bezahlbar,
sie erfordert keine besonderen Vorkehrungen, ist bekömm-
lich, und sie kann auch mit einem konventionellem Essensan-
gebot durchgeführt werden. Wenn man die Fettreduktion,
den Hauptbestandteil der Reduktion, durchhält, läßt sich das
erreichte Gewicht auch halten. Für die langfristige Gewichts-
stabilisierung ist allerdings körperliche Aktivität unverzicht-
bar. Um eine Kalorienreduktion durchzuhalten, haben sich
folgende Prinzipien bewährt (Tafel 3/4):

156

1. **weniger Fleisch und mehr Gemüse**
2. **ballaststoffreiche Ernährung: Obst und Gemüse, Hülsenfrüchte, Vollwerternährung allgemein**
3. **mehr Rohkost: Da hat man mehr zu kauen und bekommt mehr Ballaststoffe**
4. **wenig Alkohol**
5. **wenig Fett, mehr ungesättigte Fette (Olivenöl ist günstig)**
6. **viel Flüssigkeit: Wasser macht nicht dick und fördert die Gewichtsabnahme.**

**Tafel 3/4: Anerkannte Prinzipien der Gewichtsreduktion.**

Leider ist es nicht so, daß konstant eingesparte Kalorien zu einem gleichbleibenden konstanten Gewichtsverlust führen. Wäre das so, hätten Menschen Zeiten knapper Ernährung schlecht überleben können. Der Körper stellt sich auf das Nahrungsangebot ein: Wenn weniger im Angebot ist, schaltet er auf Sparflamme. Dann kann es ganz schön schwierig werden mit der weiteren Gewichtsabnahme. Plötzlich bleibt das Gewicht stehen, obwohl man die Kalorienreduktion beibehält. An diesem Punkt geben viele Betroffene wieder auf.

**Der Körper schaltet auf Sparflamme.**

Es ist keineswegs klar, ob ein solch ehrgeiziges Projekt der Gewichtsreduktion langfristig gut ausgeht. Denn es hat eine Menge Konsequenzen, wenn man die Eßgewohnheiten dauerhaft so verändert. Da kann es leicht zu einem Katzenjammer kommen. Es ist daher kein Wunder, daß diese Projekte in der überwiegenden Zahl aller Fälle langfristig scheiterten. Wenn man an die schwierige Aufgabe der langfristigen Gewichtsreduktion heran will, sollte man dies alles bedenken, um nicht bald noch deprimierter als vorher zu sein. Den meisten Menschen bekommt es besser, wenn sie die Kalorienverminderung zielstrebig, aber nicht allzu starr, handhaben. Immer im Blick behalten, was man will, aber auch mal hier und da ein Auge zudrücken. Sie merken es selbst am besten,

**Lassen Sie die Kirche im Dorf!**

157

ob Sie Ihr Ziel aus dem Auge verlieren und ob die Ausnahme zur Regel wird. Zu den umstrittenen Dingen gehört auch das ständige Wiegen: Vom Wiegen nimmt man nicht ab. Ab und zu mal auf die Waage und gucken, ob die Richtung stimmt, das ist besser. Letztlich entscheidet, ob einem die engere Hose wieder paßt.

## Erfolgreiche Abnehmer

Will man wissen, wie man so etwas Schwieriges wie eine Veränderung von Eß- und Bewegungsgewohnheiten überhaupt schaffen kann, fragt man am besten Leute, die es geschafft haben. Dann kann man oft folgendes erfahren:

1. *„Ich war fest entschlossen, etwas zu ändern."*

Meist werden wichtige Gründe genannt, die zur Gewichtsabnahme motivierten, aber manchmal sind es auch ganz banale Anstöße, z.B. jemanden zu kennen, der es auch gemacht hat. Manche haben keinen einmaligen Kraftakt vollzogen, sondern haben sich immer mehr an eine knappere und gesündere Ernährung herangetastet und dabei nach und nach gemerkt, was sie alles ändern können, ohne zu leiden.

2. *„Ich habe gemerkt, daß es gar nicht so schwer ist."*

Das Hungergefühl, das am Anfang noch da war, hat von allein abgenommen. Menschen wundern sich selbst, wie einfach es war. Manch einer könnte sich gar nicht mehr vorstellen, die Mengen von früher zu essen, und viele der alten Sachen reizen ihn gar nicht mehr. Er hat die Überzeugung, genau auf das Essen zu achten, und ist auch ein bißchen stolz darauf, das er es beherrscht.

3. *„Ich habe richtig Spaß daran bekommen."*

Als der Erfolg im Verhalten und im Gewicht langsam deutlich wurde, wurde die Ernährungsumstellung zu einem Anreiz. Die Betroffenen haben Ausschau nach neuen Rezepten und Nahrungsmitteln gehalten, haben oft die vegetarische

Kost lieben gelernt, benutzen mehr Gewürze als vorher, stecken viel mehr Phantasie in ihr Essen. Und meistens haben sie auch ihre körperliche Aktivität gesteigert und festgestellt, was sie sportlich noch können und wieviel Spaß ihnen auch dies wieder macht.

Wenn Sie jemanden treffen, der über lange Zeit sein Gewicht deutlich verringert hat, dann werden sie oft feststellen: Er ist oft selbstbewußter, hat neue Aktivitäten begonnen, ist vielleicht offener und gar nicht mehr verbissen, ein bißchen ein neuer Mensch geworden. Er erzählt mit Stolz und Begeisterung, wie er es gemacht hat und ist ganz sicher, daß er dabeibleiben wird, wie jemand, der eine Last abgeschüttelt hat. Und er erzählt vielleicht, daß ihm das neue Essen mehr Spaß macht als das alte, daß er viel mehr Sachen probiert, und gleich erzählt er Ihnen ein exotisches Rezept. Dieser Mensch hat seine Entscheidung getroffen. Für Menschen mit einem Typ-2-Diabetes ist es leider besonders schwer, ihr Gewicht zu verringern. Die Tafel 3/5 „Ein Spezialproblem: Abnehmen bei blutzuckersenkenden Tabletten und/oder Insulin beim Typ-2-Diabetes" beschreibt diese Probleme.

**Einen neuen Weg gehen.**

### Wie man Eßproblemen allgemein vorbeugen kann

Eine gute, allgemeine Vorbeugung ist es, die Ernährung abwechslungsreich und flexibel zu gestalten und immer wieder Neues auszuprobieren. Denn Probleme entstehen oft aus Protest gegen zu starre Regeln. Man fühlt sich zur Einhaltung von Regeln gezwungen oder erlegt sich vielleicht aus Unkenntnis selbst starre Regeln auf. Ein Mensch identifiziert sich besser und langfristiger mit einer Ernährung, bei der er selbst auswählen und entscheiden kann und bei der er nicht immer wieder an Grenzen und Verbote stößt. Dann macht das Essen Spaß und wird zu einer Quelle der Lebensfreude.

Heute ist auch bei Diabetes nicht mehr die Rede davon, daß man sich auf feste Essenszeiten festlegen muß. Verschiebungen in den Aufsteh- und Zubettgehzeiten sind sehr weitge-

**Flexibilität schützt vor Problemen.**

159

hend möglich, wenn auch nicht beliebig. Wer später ins Bett
geht, spritzt sein Insulin später (auch die Zeiten der Tabletten-
einnahme kann man variieren) und kann dann auch länger
schlafen.

Die Variation der Mahlzeiten ist auch für die meisten älteren
Menschen mit Diabetes wichtig, die es unangenehm finden,

---

**Tafel 3/5:**
**Ein Spezial-**
**problem:**
**Abnehmen bei**
**blutzuckersenkenden**
**Tabletten und/oder**
**Insulin beim**
**älteren Menschen**
**mit Typ-2-Diabetes**

**Viele ältere Menschen mit einem Typ-2-Diabetes
fragen sich zu Recht, wie sie denn abnehmen
sollen, wo sie doch in ihren Mahlzeiten wegen
des Diabetes sehr festgelegt sind. Denn wenn sie
einfach eine Mahlzeit weglassen, können sie
wegen des Insulinspiegels unterzuckern. Für die
Gewichtsabnahme gibt es in diesem Fall zwei
Möglichkeiten:**

**1) In der Diabetesdiät werden die BE festgelegt.
Fett und Eiweiß lassen sich verändern, ohne
daß es den Blutzucker wesentlich beeinflußt.
Viele Betroffene machen sich das zunutze,
indem sie zwischendurch mal ein Stück Käse
essen, wenn sie Hunger haben oder wenn
ihnen danach ist. Das wäre aber genau
verkehrt, wenn Sie abnehmen wollen. Sie
können, wenn Sie Kalorien einsparen möchten,
umgekehrt versuchen, fettärmer zu essen
(weniger Wurst und Käse, weniger fettes
Fleisch) und weniger Alkohol zu trinken.**

**2) Beim Menschen mit Typ-2-Diabetes verringert
sich meist der Insulinbedarf bei** ▸

immer wieder essen zu müssen. Wenn ich sehe, wie manche immer dasselbe langweilige zusammengeklappte Brot essen, kann ich diese Abneigung gut verstehen. Es entsteht dann leicht ein Teufelskreis: „Ich mag sowieso nicht essen, also brauche ich auch bei der Zubereitung nichts zu investieren." Wer sich dies Problem nicht selbst vergrößern will, sollte

---

Gewichtsabnahme. Um nicht immer das Risiko einer Unterzuckerung zu haben, könnten Sie daher für die Zeit der Gewichtsabnahme den BZ lieber etwas höher lassen. Empfehlenswert sind Werte von 150-200 mg/dl, damit man nicht so leicht unterzuckert. Gut ist, wenn man dann regelmäßiger den BZ kontrolliert, damit man die Dosis der blutzuckersenkenden Medikamente gleich verringern kann, wenn die Werte besser werden. So kann man sich mit der Zeit auf einen geringeren Bedarf an Tabletten oder Insulin bei weniger Essen einpendeln. Wenn Sie blutzuckersenkende Tabletten nehmen, wird Ihnen Ihr Arzt evtl. bei der Gewichtsabnahme sowieso empfehlen, die Tabletten eine Zeitlang ganz wegzulassen. Man kann nach dem Gewichtsverlust sehen, was noch an Tabletten gebraucht wird.

3) Wer Insulin benötigt, kann heute in einer Schulung lernen, wie er sein Insulin mahlzeitenabhängig dosieren und dabei Blutzuckerwerte korrigieren kann. Dann kann er auch einmal eine Mahlzeit auslassen (vgl. Grüßer, Jörgens und Berger 1999).

---

161

**Regeln
können auch
helfen.**

gerade umgekehrt einen Mangel an Freude am Essen als ernsten Hinweis darauf nehmen, sich wieder intensiver mit dem Essen zu beschäftigen.

Zu den traditionellen Möglichkeiten, etwas Leben in das Essen eines Menschen mit Diabetes zu bringen (Art der Zubereitung, schöne Salate, Variation von KH) kommt heute, daß durch die BZ-Selbstkontrolle Diätregeln und Verbote überflüssig geworden sind. Wer gut geschult ist, kann heute mit etwas Überlegung und Planung zu freigewählten Zeiten alles essen. „Diätsünden" gibt es nicht mehr, und es hätte sie nie zu geben brauchen, hätte man die Betroffenen von vorn herein in selbstverantwortlicher Stoffwechselführung geschult. Ob eine ständige Variation in Eßzeitpunkten und Nahrungsmitteln praktisch ist, ist eine andere Frage. Wer eine gute Einstellung anstrebt und auch noch andere Dinge zu tun hat, als immer wieder seinen BZ zu kontrollieren und seine Insulindosen ständig wechselnden Bedingungen anzupassen, wird sich meist für einige stabile Grundregeln im Alltag entscheiden. Es gibt Betroffene, die durch das Vermeiden jedweder Regelhaftigkeit erhebliche Stoffwechselprobleme bekommen, weil sie dem Diabetes „keinen Fußbreit Raum" geben wollen. Bei allzuviel Variation besteht die Gefahr, die Übersicht zu verlieren und ständig neue Regeln zu erfinden, die nicht mehr überprüft werden können. Wie auch bei anderen Fragen muß der Mensch mit Diabetes in bezug auf Variation und Flexibilität der Ernährung selbst entscheiden, was ihm wichtig ist und danach seine „Ernährungspolitik" festlegen.

# Ängste

Angst entsteht, wenn man einer Bedrohung ausgesetzt ist und nicht weiß, wie man handeln kann, um der Bedrohung mit Aussicht auf Erfolg entgegenzutreten oder sie auszuhalten. Je mehr man über die Bedrohung und die eigenen Handlungsmöglichkeiten weiß, um so geringer wird im allgemeinen die Angst. Ein Beispiel: Nachdem ich in der Diabetesschulung den Angehörigen erzählt habe, was schlimmstenfalls bei Unterzuckerungen passieren kann, frage ich, wer sich davon geängstigt fühlt. Es passiert sehr selten, daß jemand sagt, er habe nun mehr Angst als vorher.

## Angst vor diabetischen Folgeerkrankungen

Menschen mit Diabetes können nach längerer Diabetesdauer Probleme mit den Gefäßen und Nerven bekommen. Erkrankungen der kleinen Gefäße (Mikroangiopathien), besonders an der Netzhaut des Auges (Retinopathie) und an den Nieren (Nephropathie) treten fast nur aufgrund von Diabetes auf, ebenso bestimmte Formen der Nervenerkrankung (diabetesbedingte Neuropathien). Nervenerkrankungen beginnen in der Regel mit einer Sensibilitätsstörung an den Füßen und können sich auf viele Organe ausbreiten. Hierzu gehört auch die diabetesbedingte Impotenz (s.u.). Erkrankungen der großen Blutgefäße, deren Risiko mit dem Alter allgemein zunimmt, treten bei Menschen mit Diabetes ebenfalls sehr viel haufiger auf und erhöhen das Risiko für Herzinfarkte und Schlaganfälle. Da kein Mensch mit Diabetes genau weiß, ob und wann er solche Folgeerkrankungen bekommt, da der Verlauf nicht völlig vorhersehbar ist und da es keine Möglichkeit gibt, das Auftreten oder die Verschlimmerung völlig zu verhindern, macht das vielen Betroffenen Angst. Das ist eine gesunde seelische Reaktion, die den Betroffenen daran erinnert, den Diabetes im Alltag nicht ganz zu vergessen und

**Angst ist eine normale Gefühlsreaktion.**

163

immer wieder an der Normalisierung des Blutzuckers zu arbeiten.

Die meisten Betroffenen können mit dieser Angst leben. Im Alltag tritt sie um so mehr in den Hintergrund, je aktiver man sein Leben gestaltet. Kurz vor einer Kontrolluntersuchung beim Arzt kann die Angst ansteigen, und sie geht dann nach der „Entwarnung" durch den Arzt wieder auf das alte Niveau zurück. Das Hin- und Herpendeln zwischen der Angst vor Folgeerkrankungen und der Ablenkung von der Angst im Alltag ist eine gute Möglichkeit, mit einer chronischen Erkrankung seelisch zurechtzukommen. Wer sich ständig mit den Gefahren beschäftigt, kann sein Leben nicht genießen und vermiest es sich mit ständiger Sorge. Wer die Gefahr völlig ignoriert, bricht vielleicht bei ganz harmlosen Veränderungen am Augenhintergrund schon seelisch zusammen oder verbraucht immer mehr seelische Energie damit, den Tatsachen nicht ins Auge zu sehen. Beide Extreme können sich also zu einer seelischen Störung entwickeln. Wer ständig auf die Gefahr starrt und vor Angst sein ganzes Leben vom Diabetes beherrschen läßt, hat vielleicht eine übertrieben große Angst vor Krankheit und Tod.

### Normale Reaktionen auf Ängste

Ich habe inzwischen etwa 2000 Betroffene in der Diabetesschulung gefragt, wieviel Angst sie vor Folgeerkrankungen haben und wie sie mit dieser Angst leben. Die meisten spüren nur selten diese Angst. Oft sagen sie: „Ich kümmere mich um meinen Diabetes, so gut ich kann, und mehr kann (oder will) ich jetzt nicht tun. Es hilft mir nichts, mich jetzt zu sehr zu sorgen. Wenn eine Folgeerkrankung auftritt, muß und werde ich mich darauf einstellen." Sie sagen auch: „Andere Menschen werden auch plötzlich krank, ohne Diabetes zu haben. Und vielleicht gerate ich unverschuldet in einen schweren Verkehrsunfall, obwohl ich alles für meinen Diabetes tue." Genauso reagieren erstaunlicherweise die meisten Betroffenen, die bereits Folgeerkrankungen haben. Sie sagen oft: „Ich tue jetzt, was ich kann und finde mich damit ab, daß es mich getroffen hat. Besser ich kümmere mich darum, was ich alles noch tun kann, als immer daran zu denken, was für mich schwieriger wurde oder gar nicht mehr möglich ist. Und außerdem kann ich Hilfsmittel in Anspruch nehmen, um die Einschränkungen wieder zu lindern."

**Sich selbst beruhigen.**

Das sind realistische Sichtweisen. Keiner von uns weiß, wann er stirbt und woran. Allen Gefahren vorzubeugen, würde das Leben zur Qual machen. Wer gesund bleiben will, wird nicht jedes Risiko eingehen. Aber gar keine Risiken einzugehen, führt zum seelischen Stillstand. Jeder Mensch muß für sich selbst entscheiden, mit welchen Gesundheitsrisiken er leben will.

Man kann nicht sagen, wieviel Angst vor Folgeerkrankungen für einen Menschen ertragbar oder förderlich ist. Mancher lebt gut damit, immer wieder an Folgeerkrankungen zu denken und sich zu versichern, daß er genug für seinen Diabetes tut. Ein anderer vermeidet es, an Folgeerkrankungen zu denken und tut routinemäßig dasselbe. Große Angst über längere Zeit ist in jedem Fall lebenseinschränkend. Man kann versuchen, diese Angst selbst zu verringern, indem man die Situationen, die Angst machen (z.B. einen BZ über 200), ein paarmal bewußt herbeiführt, die Angst aushält und sich so an die ängstigende Situation gewöhnt. Auch bei der Angst vor Unterzuckerungen (s.u.) ist es ein entscheidender Schritt in der Therapie, Unterzuckerungen auszuhalten. Auf diesem Weg kann es gelingen, eine übertriebene Angst wieder auf ein normales Maß zu reduzieren. Ebenso wichtig ist es, die eigenen Aktivitäten und sozialen Kontakte wieder auszuweiten, die sich sonst durch die Angst immer weiter verringern. Sonst spielt es sich so ein, bis der Betroffene seinen Zustand für ganz unabänderlich hält.

**Angst ist individuell.**

Eine Selbsttherapie starker Angst ist oft schwierig. Man muß die Zusammenhänge selbst richtig verstehen, etwas Abstand zu seiner Angst einnehmen können und die Veränderungen

165

solange durchhalten, bis sie die alte Angst-Automatik ersetzt haben. Wer mit der Selbsttherapie scheitert, sollte eine Psychotherapie machen, um lebenseinschränkende Ängste abzubauen.

### Angst und Depression

Schwere Folgeerkrankungen wie starke Sehstörungen und Blindheit, Nierenversagen mit Dialyse, Amputationen, Nervenerkrankungen oder Impotenz sind eine schwere Belastung, auf die viele Menschen ängstlich und depressiv reagieren. Ich weiß selbst nicht genau, ob und wie ich solche Erkrankungen verkraften würde. Aber ich kenne viele Betroffene, die mit schweren Folgeerkrankungen ein erfülltes Leben führen, ohne sich dauernd zu ängstigen. Wir hatten einmal in der Diabetesschulung eine fast blinde Frau, die die ganze Gruppe mit ihren Ideen und Aktivitäten in Schwung brachte. Alle bewunderten ihre Fröhlichkeit und ihren Lebensmut, und sie ließen sich gern davon anstecken.

**Depressionen machen hilflos.**

Auch eine depressive Reaktion ist an sich nichts Schlimmes und genauso normal wie Angst. Es sollte sich niemand dafür schämen oder kritisieren, wenn er in unangenehme Gefühle und Stimmungen verfällt. Niemand kann immer fröhlich und glücklich sein. Aber wenn es chronisch wird, wird das Leben freudlos, man wird immer inaktiver. Manche warten dann nur noch darauf, daß andere sich um sie kümmern, sie besonders beachten und immer wieder aufmuntern. Die Depression führt dann in immer größere Unselbständigkeit und Abhängigkeit von anderen Menschen. Man kann diesen Weg wählen, aber sicher gibt es angenehmere Lebensformen, mit denen man glücklicher und zufriedener wird. Ich wünsche deshalb jedem Betroffenen, daß er aus einer Depression wieder herausfindet, ob mit oder ohne Psychotherapie oder Psychopharmaka.

Bei schweren Folgeerkrankungen ist es sehr wichtig, eine gute ärztliche Betreuung zu haben. Viele Betroffene sind wütend, wenn sie nach manchen Vertröstungen und sogar Fehldiagnosen endlich erfahren, wie es mit ihnen steht. Sie hätten vielleicht anders gelebt und sich um eine bessere Therapie bemüht, wenn sie rechtzeitig eine richtige Diagnose bekommen hätten. Um solche Verläufe möglichst zu verhindern, ist es besonders bei schweren Folgeerkrankungen grundsätzlich richtig und wichtig, immer einen zweiten Diabetesexperten zu konsultieren und dessen Einschätzung zu hören. Als Patient sollte man ganz hartnäckig nachfragen und prüfen, wie gut der Arzt sich auskennt, bevor man sich auf sein Urteil stützt. Ärzte sind auch nur Menschen, die ihr Handwerk mehr oder weniger verstehen. Eine große Hilfe bei der Arztwahl sind die Landesverbände des Deutschen Diabetiker-Bundes, von dem Sie immer auch Tips bekommen können, welche Ärzte in Ihrer Gegend die Betroffenen oder eine bestimmte Folgeerkrankung besonders kompetent und gut behandeln.

### Selbsthilfe bei Depression

Wer schwere Folgeerkrankungen nicht verhindern konnte, vielleicht blind und dialysepflichtig ist, ist oft so belastet, daß er dies Schicksal nur schwer erträgt. Es ist dann besonders wichtig, andere Menschen zu haben, Familienangehörige oder Mitglieder von Selbsthilfegruppen, die Hilfe und soziale Unterstützung geben können und wollen. Seelisch gesunde Menschen pflegen ihre Kontakte zu anderen Menschen und versuchen, sie auch bei Einschränkungen ihrer Möglichkeiten aufrechtzuerhalten und wieder zu erweitern. Sie äußern ihre Bedürfnisse und achten darauf, Hilfen geben und annehmen zu können. Wer diese Fähigkeiten nicht entwickelt oder einschlafen läßt, kann in eine schwere Krise kommen, wenn er unerwartet von anderen Menschen abhängig wird. Wer in dieser Situation allein bleibt, vielleicht in einer Institution lebt und keine Kraft findet, das Leben mit diesen starken Einschränkungen zu gestalten und sich noch Freuden zu erhalten, wird bald lebensmüde und sehnt den Tod herbei.

**Halten Sie Kontakte aufrecht.**

167

Es hängt wesentlich von den eigenen Einstellungen zum Leben und den Kontakten zu anderen Menschen ab, wie der Lebensweg bei schweren Folgeerkrankungen weiter verläuft. Bei unserer fast blinden Patientin hatte ich den Eindruck, sie würde sicher nicht den Mut zum Leben verlieren, wenn sie ganz blind würde. Wer es selbst nicht schafft, an seiner depressiven Stimmung etwas zu ändern, sollte sich Hilfe holen. Psychiater können antidepressive Medikamente verschreiben, die wirksam sind und nicht abhängig machen. Auch eine Psychotherapie ist hilfreich, wenn die Depression nicht zu stark ist.

### Angst und Impotenz

Nach langer Diabetesdauer mit schlechter BZ-Einstellung können diabetische Nervenerkrankungen auch die sexuelle Funktionsfähigkeit stören. Bei Männern kann dies von einer Störung der Erektionsfähigkeit bis zur völligen Impotenz führen, bei Frauen zu einer verringerten Erregbarkeit und zu Scheidentrockenheit. Die Beeinträchtigung bei Frauen ist meist harmlos und mit Cremes leicht zu beheben, und sie stellt daher meist keine größere Belastung dar. Männer erleben den Verlust der Potenz als eine so einschneidende Veränderung, daß sie damit oft ihre Identität als Mann in Frage stellen.

**Seelische Gründe spielen auch eine Rolle.**

Weil die Potenz bei Männern so angstbesetzt ist, führen manchmal schon geringe Probleme bei der Erektion zu einer psychisch bedingten Impotenz - mit oder ohne Diabetes. Obwohl dann organisch die Erektion noch ausreichend möglich wäre, kommt es durch die Angst nur zu einer schwachen oder kurzen Erektion. Zu einer diabetesbedingten Impotenz kann es in der Regel nur unter folgenden Bedingungen kommen: lange Diabetesdauer, langsamer Rückgang der Erektion unabhängig von der sexuellen Reizsituation und ein gleichzeitiges Vorliegen diabetischer Nervenerkrankungen an den Füßen. Bei Menschen mit Typ-2-Diabetes können Folgeerkrankungen nach kürzerer Diabetesdauer auftreten.

Um sexuelle Probleme zu verringern, ist es vor allem notwendig, sich von weitverbreiteten Gedanken über Sexualität freizumachen. Auch wenn fast alle Männer immer noch glauben, wer „den Längsten" hat und Erektionsrekorde aufstellt, sei der begehrteste Mann: Es stimmt nicht. Bei den meisten Frauen ist Zärtlichkeit Trumpf, nicht die Penisqualität. Ein Mensch mit Diabetes, der das richtig versteht, kann einer möglichen Erektionsschwäche relativ gelassen ins Auge sehen. Kommt es tatsächlich zu Schwierigkeiten, wird er mit seiner Partnerin herausfinden, ob das überhaupt viel ausmacht. Vielleicht ist es ziemlich nebensächlich, weil die sexuelle Gemeinsamkeit ganz andere Formen der sexuellen Lust und Befriedigung hervorbringen kann. Man kann auch bei Erektionsschwäche noch viel gemeinsamen Spaß an der Sexualität entwickeln.

**Vorurteile aufgeben.**

Will ein Mann seine diabetesbedingt schwache Erektion wieder verbessern, so gibt es dafür eine Reihe von Möglichkeiten. Das neueste ist Viagra (Sildenafil), ein Medikament, das selektiv den Stoff hemmt, der im Körper die Erektion wieder abbaut. Es wirkt nur bei sexueller Erregung, die Erfolgsrate bei Menschen mit Diabetes liegt bei etwa 60%. Für Viagra gibt es sehr eindeutige Kontraindikationen, die unbedingt beachtet werden müssen. Bei Herzerkrankungen sollte man unbedingt den Arzt vorher befragen. Eine länger erprobte Therapie ist die Schwellkörper-Auto-Injektions-Therapie (SKAT), die viele Urologen durchführen und anleiten können. Dabei spritzt der Mann vor dem Geschlechtsverkehr ein Medikament in Höhe der Peniswurzel in einen Schwellkörper. Dadurch wird die Erektion stabilisiert. Es tut kaum weh, und es hat wenig Nebenwirkungen, wenn man es richtig macht. Ältere Männer benutzen als nebenwirkungsfreie Alternative gern die Vakuumpumpe: Nach Überstülpen eines Plastikzylinders über den Penis kann der Bluteinstrom unterstützt werden, indem mit einer Pumpe mechanisch ein Vakuum im Zylinder erzeugt wird. Die Erektion wird dann mit einem Gummiring an der Peniswurzel gehalten.

**Therapiemöglichkeiten bei körperbedingten Erektionsproblemen.**

# Angst vor Unterzuckerungen

## Angst kann sich ausbreiten

**Egon**

*hat seit 12 Jahren Diabetes. Er war schon immer ein ängstlicher Mensch. Er hat drei Unterzuckerungen gehabt, an die er sich genau erinnert. Jedesmal fing er dabei an zu zittern und zu schwitzen. Er aß dann viel Zucker und ließ den Notarzt kommen. Inzwischen hat er so viel Angst vor einer Unterzuckerung, daß er beim kleinsten Anzeichen vorbeugend etwas ißt. Dadurch ist sein BZ-Wert im Durchschnitt über 200. Er weiß, daß das nicht gut ist, und das macht ihn noch ängstlicher. Auf die Frage, was er bei Unterzuckerungen genau fürchtet, weiß er keine Antwort.*

**Unterzuckerungssymptome.**

Bei manchen Menschen führt die Hypoangst zu einem immer weiter um sich greifenden Vermeiden von Situationen, in denen es unangenehm wäre, eine Hypo zu haben (Kaufhäuser, Verkehrsmittel, Autofahren, überhaupt unter Menschen sein). Unterzuckerungen können unangenehm sein. Bei körperlichen Reaktionen aufgrund der Gegenregulation (Schwitzen, Zittern) kann man sich gut selbst helfen und gleich Traubenzucker essen. Aber nicht jeder hat diese Symptome. Je länger man Diabetes hat, um so schwieriger kann es mit den Symptomen werden. Bei Werten etwa unter 40 mg/dl kann es zu plötzlichen Ausfällen der geistigen Leistung und zu Symptomen der verringerten Gehirntätigkeit kommen: Stimmungsveränderungen, Denkstörungen, motorische Störungen, Störungen des Sprechens, des Verstehens und der Handlungsfähigkeit, Verlangsamung. Dabei ist man evtl. nicht mehr in der Lage, sich selbst zu helfen. Wer nur Symptome des Zuckermangels im Gehirn hat, muß sehr aufpassen, daß er eine Unterzuckerung nicht übersieht. Wenn man das Pech hat, auch noch bewußtlos zu werden oder zu krampfen, ist man in jedem Fall auf Fremdhilfe (Partner oder Arzt) angewiesen.

## Risiken für Unterzuckerungen

Auch wenn man keine Fehler in der Selbsttherapie macht, kann trotzdem noch eine Unterzuckerung eintreten. Körperliche Reaktionen sind nie 100%ig kalkulierbar. Fehler lassen sich auch nicht völlig ausschließen. Viele Betroffene haben daher Angst vor Unterzuckerungen. Fast jeder Mensch verspürt Angst, wenn etwas bevorsteht oder eintreten könnte, das er vielleicht nicht bewältigen kann. Und da ein Betroffener nie sicher wissen kann, welchen Verlauf die nächste Unterzuckerung nehmen wird, ist Angst eine ganz normale Gefühlsreaktion. Man kann durch schwere Unterzuckerungen in unangenehme und peinliche Situationen kommen. Das größte Risiko ist eine Unterzuckerung am Steuer. Man sollte unbedingt vorbeugend alles tun, um eine Hypo am Steuer zu verhindern. Lieber am Steuer einen etwas höheren Blutzucker! Wenn trotzdem eine Hypo passiert, dann muß man sofort anhalten, Traubenzucker essen und noch mindestens eine halbe Stunde warten, bis der Kopf wieder völlig klar ist. Solange können die Konzentrations- und Wahrnehmungsstörungen noch anhalten! Wegen der vielen Gefahren (Mißverständnisse, schwere Fehler, Unfälle) sollten die Betroffenen mit allen Mitteln schwere Unterzuckerungen vermeiden. Andererseits ist es so, daß in einer Bewußtlosigkeit autoregulatorische Prozesse in der Leber anspringen, die die Ohnmacht meist vor Ablauf einer Stunde beenden, auch wenn noch keine Hilfe kam. Todesfälle sind sehr selten. Es waren

**Todesrisiko?**

Menschen betroffen, die viele schwere Unterzuckerungen hatten und die allein lebten. Viele Betroffene wachen nachts verdutzt vor dem geöffneten Kühlschrank auf und können rekonstruieren, nur ein paar Minuten ohnmächtig gewesen zu sein. Ein Betroffener, der Hypos schlecht wahrnimmt, handelt vernünftig, wenn er sie so gut wie möglich vermei-

171

det. Denn damit wird er wieder handlungsfähig, ohne ständig wegen seines Diabetes in Unruhe zu sein.

### Wenn die Angst zunimmt

Zum Problem wird die Angst, wenn sie so stark wird, daß der Betroffene Tag und Nacht an Unterzuckerungen denkt. Und wenn der Betroffene beginnt, jedes geringste Risiko zu vermeiden, das zu einer Hypo führen könnte. Er kann dies nur dadurch erreichen, daß er den Blutzucker ständig zu hoch hält, denn bei einer normnahen BZ-Einstellung sind Unterzuckerungen leicht möglich. Manche Menschen nehmen aus Angst vor Hypos eine sehr schlechte Blutzuckereinstellung in Kauf. Die Betroffenen treffen alle Vorsorge, um im Falle der Bewußtlosigkeit schnell Hilfe zu erhalten. Trotzdem haben sie große Angst.

**Prüfen Sie
Ihre Ängste.**

Wenn Sie dieses Problem haben: Sind Sie vielleicht ein Mensch, der ganz unabhängig vom Diabetes häufig ängstlich reagiert? Nehmen Sie Veränderungen im Leben viel eher als andere Menschen als Gefahr wahr? Organisieren Sie Ihr Leben so, daß alles seine Ordnung hat und unvorhersehbare Veränderungen möglichst ausgeschlossen werden? Führen Veränderungen manchmal zu Panik und zu aggressiven Ausbrüchen? Menschen mit einer ängstlichen Persönlichkeit setzen weniger Vertrauen in andere Menschen, sie fürchten entweder, ein anderer könne sie im Stich lassen im Falle der Hypo, die Hypo nicht bemerken oder sonstwie im Notfall versagen.
Es ist ein sehr langwieriger Prozeß, eine ängstliche Grundhaltung, in der sich ein Mensch stets die schlimmsten denkbaren Konsequenzen ausmalt, zu überwinden. Häufig bedarf es dazu einer psychotherapeutischen Behandlung, in der der Therapeut die Situationen genau durchspricht, übertriebene Befürchtungen durcharbeitet und schließlich den Betroffenen kontrolliert Hypos erleben läßt, in der Therapiestunde und in den gefürchteten Situationen außerhalb der Wohnung. Bei einer ängstlichen Persönlichkeit kann auch Psychotherapie

nicht garantieren, daß die Angst vor den Hypos ganz verschwindet. Vielleicht gelingt es aber dem Betroffenen, besser
mit seinen Ängsten zu leben.

Was kann man selbst gegen die Angst tun? Einmal hilft es
schon etwas, wenn man sich über die Zusammenhänge klar
wird. Ebensowenig wie wir Krankheit, Unfälle und Tod verhindern können, können wir, auch wenn wir sehr darauf achten, Hypos ausschließen, es sei denn, wir riskierten eine viel
zu hohe BZ-Einstellung. Damit käme man wirklich vom Regen in die Traufe. Drei leichte Hypos pro Woche sind bei
guter Einstellung häufig. Man sollte trotzdem versuchen, diese
Zahl zu verringern auf eine Hypo pro Woche, weil durch zu
viele Hypos die Wahrnehmung von Unterzuckerungen leidet.
Auch ältere alleinlebende Menschen mit einem Typ-1-Diabe-
tes sollten Hypos vermeiden, indem sie sich etwas höher einstellen.

Fatal wäre es, sich aus Angst vor Hypos ständig mit dem
eigenen Diabetes zu beschäftigen und z.B. immer wieder den
BZ zu testen. Das bringt nur kurzfristige Entlastung, während langfristig die Angst weiter ansteigen kann.

Zu viel Vorsorge verschlimmert Ängste oft. Besser sage ich
mir: „Ich sollte mich damit abfinden, daß ich ab und zu eine
Hypo haben werde. Da der Verlauf nie genau vorhersehbar
ist, ist es ganz normal, davor etwas Angst zu haben. Aber da
ein Leben ganz ohne Angst gar nicht möglich und aus vielen
Gründen auch nicht erstrebenswert ist, besteht kein Grund,
mich über diese Angst noch zusätzlich zu beunruhigen." Früher sagten sich viele bei einer Unterzuckerung zum Trost:
„Na ja, dann bin ich ja wenigstens nicht ganz schlecht eingestellt." Man sollte aber immer das Risiko der Unterzuckerung
dagegenhalten.

Es ist keine gute Entscheidung, Hypos immer wieder bewußt
in Kauf zu nehmen und akute Konsequenzen und eine Ver-
schlechterung der Wahrnehmung zu riskieren. Besser ist eine
gute Stoffwechsellage mit wenigen Unterzuckerungen.

### Wie viele Unter-
### zuckerungen
### habe ich?

## Hilfreiche Gedanken zur Angstreduktion

**Unangenehm, aber keine Katastrophe.**

Eine Hypo ist wie fast alle anderen Ereignisse keine Katastrophe, zumal, wenn man weiß, wie sie entsteht, daß sie ab und zu kommen wird, und was dann zu tun ist. Die Auswirkungen einer Hypo können sich über Stunden erstrecken, z. B. in Form von Kopfschmerzen oder Abgeschlagenheit. Aber die Auswirkungen sind nicht nur körperlicher Natur. Es kommt sehr darauf an, wie man die Hypo bewertet. Viele habe ich schon sagen hören: „Wenn ich morgens eine Hypo habe, ist der Tag gelaufen." Sie erleben dies als körperliche Auswirkung. Überlegen Sie einmal, wenn Sie Unterzuckerungen sehr schlecht verkraften: Sind Sie dann körperlich fertig, oder hat es auch damit etwas zu tun, wie Sie diesen Vorgang - der eigentlich normal ist bei Diabetes - bewerten? Wer bereit ist, psychische Anteile auch in Erwägung zu ziehen, merkt evtl., daß er in diesem Moment aufgibt und sich sagt: „Ich schaffe es doch nie, meinen Blutzucker im Normalbereich zu halten." Dann macht man sich unbemerkt selber fertig. Mit den negativen Bewertungen auf Tafel 3/6 verlängern Sie Ihre Reaktion auf die Hypo:

**Tafel 3/6: Selbstschädigende Hypo-Gedanken**

1. Schon wieder eine Hypo! Es hat alles keinen Zweck, ich schaffe nie eine gute Einstellung. (Resignation)
2. Wenn mir das zu einer falschen Zeit passiert wäre! Das kann mir jederzeit wieder passieren, und dann bin ich hilflos. (Angst)
3. Ich habe ein schweres Los. Davon werde ich mich erstmal erholen, wo ich sonst so wenig für mich beanspruche. (Selbstmitleid)

Könnten Sie diesen Menschen helfen, ihre Auffassungen zu korrigieren, um weniger Schwierigkeiten mit Hypos zu ha-

174

ben? Im Anhang finden Sie hilfreiche Alternativen für diese Bewertungen (vgl. Kap. „Unangenehme Gefühle hängen mit Bewertungen zusammen"). Hypos rechtfertigen weder Resignation (Aussage 1) noch große Angst (Aussage 2). Es gibt Betroffene, die selbst nach einer Bewußtlosigkeit bald wieder zur Aktivität übergehen. In einem solchen Fall brauchen allerdings die meisten Betroffenen eine Zeitlang, um sich von dem Schreck zu erholen. Auch die Aussage 3 sollte man überdenken. Wenn sich ein Mensch mit einem scharf eingestellten Diabetes nach jeder Hypo „freinimmt", fällt er oft aus. Er macht sich damit zu einem Krüppel, der er nicht sein muß. Der Körper ist nach der Hypo meist schnell wieder fit.

Für manche Betroffene ist es sehr schwer, Unterzuckerungen rechtzeitig zu bemerken und zu vermeiden, weil die Warnsymptome sehr spät kommen oder ganz fehlen. Auch wenn die Hypos sehr unberechenbar kommen, ist das oft angstauslösend. Diese Betroffenen geben sich evtl. sehr viel Mühe mit ihrem Stoffwechsel, aber sie resignieren, da sie immer wieder von Hypos überrascht werden. Vorwürfe des Arztes, daran seien sie wohl selbst schuld, werden in solchen Fällen als besonders verletzend erlebt.

Einmal kann man versuchen, körperliche Ursachen dieser Wahrnehmungsschwäche zu beeinflussen oder zumindest genauer über sie Bescheid zu wissen. Bei einer sehr scharfen Stoffwechseleinstellung (meist mit vielen leichten Unterzuckerungen), sinkt die Wahrnehmungsschwelle für Hypos ab. Außer in der Schwangerschaft, in der eine scharfe Einstellung wichtig ist - da sollte man nicht Auto fahren -, besteht kein Anlaß für eine solche Stoffwechselführung. Das Risiko für Folgeerkrankungen wird dadurch kaum gesenkt, es steigt allein das Risiko für schwere Hypos. Wer sich nach einer Prüfung dieser Risiken entschließen kann, diesen gefährlichen Kurs aufzugeben und höhere BZ-Zielwerte anzusteuern, hat eine Chance, Hypos bald wieder besser zu bemerken.

Nicht zu ändern ist es manchmal, wenn die Wahrnehmung nach langer Diabetesdauer schwächer wird, aber trotzdem

**Was Sie selbst tun können.**

175

**Unter-
zuckerungen
vermeiden.**

kann es gelingen, durch genaue Beobachtung der verbliebenen schwachen Anzeichen wieder sensibler in der Wahrnehmung zu werden. Ist eine Verbesserung der Wahrnehmung nicht möglich, so kann man dadurch die Hypo-Risiken verringern, daß man den BZ insgesamt etwas höher einstellt. Anstatt den „Traumbereich" 70-140 mg/dl anzusteuern, kann man versuchen, mit den Werten z.B. zwischen 100 und 160 zu bleiben. Das bedeutet, bereits dann KH zu essen, wenn der BZ unter 100 sinkt. Häufigere BZ-Tests helfen manchmal, sie können das Problem aber langfristig auch verschärfen (vgl. das Kap. „Zwänge").

Wenn ich den Umstand, daß ich Hypos haben werde, als Tatsache anerkenne, so folgt daraus, Vorsorgemaßnahmen zu treffen für den Fall, daß sie eintreten. Je besser vorherzusehen ist, was passieren wird, um so weniger Angst werde ich haben. Tafel 3/7 zeigt wichtige Vorsorgemaßnahmen.

**Tafel 3/7:
Vorsorge-
maßnahmen in
bezug auf Hypos**

a) **Maßnahmen, selbst eine Hypo schnell zu erkennen und dann richtig zu reagieren (immer Traubenzucker dabei haben)**

b) **Maßnahmen, die andere Menschen in die Lage versetzen, mir zu helfen, wenn ich selbst dazu nicht mehr in der Lage bin.**

**Eine Unter-
zuckerung
bewußt
erleben.**

Zu a) Um eine Hypo erkennen zu lernen, muß ich sie erleben. Die meisten Schulungsstationen lassen den Betroffenen deswegen auch mit seinem Einverständnis kontrolliert eine Hypo erleben. Denn aus Büchern kann er nicht erfahren, wie sein Körper in einer Hypo reagiert. Um keine eingebildeten Symptome zu erfassen, wird dabei in kurzen Abständen der BZ getestet, ohne dem Betroffenen die Ergebnisse mitzuteilen. So kann er ohne störende Einflüsse die Symptome erleben und rechtzeitig Traubenzucker bekommen.

176

Mit der Zeit lernt man, welche Veränderungen auf eine Hypo hinweisen, und wie schnell der BZ absinken kann. Trotzdem sollte man ab und zu nach Hypos routinemäßig den BZ testen, weil sich die Anzeichen für eine Hypo im Laufe der Zeit verändern. Ich bin ganz froh, wenn ich ab und zu eine Hypo bemerke oder beim Testen feststelle, weil ich dann prüfen kann, welche Symptome im Moment eine Hypo anzeigen. Treten Hypos zu selten auf, so besteht eher die Gefahr, sie wegen mangelnder Aufmerksamkeit nicht zu bemerken. Wenn ich die Anzeichen einer Hypo kenne, esse ich zuerst Traubenzucker und teste evtl. danach, wenn ich es unbedingt wissen will. Denn so schnell steigt der BZ nicht, daß ein niedriger Wert dann nicht mehr feststellbar wäre.

Manchmal würde es ausreichen, in einer Hypo ein Stück Obst zu essen anstatt Traubenzucker. Aber warum soll man überhaupt etwas riskieren und etwas anderes als Traubenzucker nehmen? Traubenzucker wirkt in jedem Fall schnell, denn er ist das, was dem Körper fehlt. Ich hatte anfangs sehr viel Widerstand, etwas zu essen, was doch eigentlich verboten war, weil ich dachte, dadurch würde der BZ zu hoch ansteigen. Viele denken das. Aber wenige BZ-Tests haben mich belehrt, daß diese Sorge unbegründet war. Auch frühere Ideen, daß ich versage, wenn ich eine Hypo nicht ohne Zucker überstehe (Sei ein Mann!), habe ich als falsch und schädlich erkannt. Man sollte eine Hypo nicht mit einer Mutprobe verwechseln. Heute gehe ich bei Hypos viel öfter mit Traubenzucker auf Nummer Sicher, und ich nehme dann auch die 5 Täfelchen, die heute meist empfohlen werden (das sind 2 BE).

**Am besten genug Traubenzucker essen.**

In einer Hypo sollte man nicht anstatt Traubenzucker fetthaltige Süßigkeiten wie Schokoriegel essen, weil Fett die Zuckerresorption hemmt. Ich war bei einer Hypo, nachdem man mir eine ganze Tafel normale Schokolade in den Mund geschoben hatte, noch eine Stunde lang völlig verwirrt! Kein Betroffener sollte heute noch auf eine Hypo warten, um endlich wieder eine geliebte Süßigkeit essen zu dürfen. Süßigkeiten kann man berechnen und mit Normalinsulin abdecken oder in den BE-Plan als Mahlzeit aufnehmen. Man kann auch gut Süßigkeiten in Verbindung mit Sport und körperlicher Aktivität zu sich nehmen, da braucht der Körper sowieso zusätzlich schnelle Kohlenhydrate.

Traubenzucker sollte also immer in Reichweite sein. Unterwegs gehört Traubenzucker in die Tasche eines Kleidungsstücks, das man nicht ablegt, oder in die Tasche, die man bei sich führt. Und zu Hause sollte lieber an verschiedenen Stellen Traubenzucker liegen, als daß man, schon leicht verwirrt, zu suchen beginnt. Für viele Betroffene, die ich kenne, ist ein solcher Umgang mit Hypos selbstverständlich geworden, und die Angst spielt dabei nur noch eine untergeordnete Rolle.

**Nächtliche Unterzuckerungen machen Angst.**

Ein spezielles Problem ist die Angst vor nächtlichen Hypoglykämien. Auch sie sind natürlich nicht 100%ig zu vermeiden. Ziel sollte es sein, eine Umgangsform mit diesem Problem zu finden, die es ermöglicht einzuschlafen, den nötigen Schlaf zu bekommen und nachts (d. h. auch morgens) nicht allzu hoch mit dem BZ zu liegen. Grundlage ist wiederum Wissen darüber, wie der Blutzuckerspiegel nachts verläuft. Hat man den Verdacht, nachts Hypos zu haben, so sollte man beim Zubettgehen und um ca. 3.00 Uhr den BZ testen. Fällt der BZ zwischen diesen Zeitpunkten zu sehr ab, so sollte man zur Spätmahlzeit mehr essen oder weniger Verzögerungsinsulin für die Nacht spritzen. In jedem Fall gehört ausgepackter Traubenzucker in die Griffweite des Schlafenden. Lebt man allein, so sind gerade die nächtlichen Hypos besonders bedrohlich. Kommt es häufiger zu nächtlichen Unterzuckerungen, sollten Sie unbedingt Ihre Insulineinstellung stationär überprüfen lassen.

Zu b) Damit andere mir helfen können, muß ich sie informieren. Die Möglichkeiten hängen von der Nähe der Beziehung zu den anderen ab und davon, wie ich zu meinem Diabetes stehe. Zur Information von Fremden empfiehlt es sich, Erkennungsmerkmale bei sich zu haben, die auf den Diabetes hinweisen: Diabetesausweis, SOS-Kapsel, Diabetes-Tagebuch.

Der Hinweis muß natürlich leicht zu finden sein, am besten hat man mehrere an verschiedenen Stellen. Die meisten Hinweise enthalten Empfehlungen, was bei einer Hypo getan werden muß. Für die Arbeitsstelle wäre es riskant, sich nur auf solche Hinweise zu verlassen. Hier muß ich möglichst Kollegen über meinen Diabetes informieren und ihnen erklären, was sie im Falle einer Hypo tun sollen: mich auf eine Hypo hinweisen, Traubenzucker geben bzw. einen Notarzt informieren. Hier zeigt sich, wie wichtig eine offene, ernsthafte und sachlich richtige Information ist. Partner können zusätzlich lernen, im Falle der Bewußtlosigkeit Glukagon, ein Gegenhormon des Insulins, zu spritzen. Je besser die Möglichkeiten der Selbsthilfe, umso unabhängiger ist man im Notfall von Experten, die erst geholt werden müssen.

**Andere informieren.**

### Unterzuckerungen in der Partnerschaft

Der Partner kommt häufiger in die Situation (Freizeit, Wochenende, Urlaub), den Betroffenen auf Hypos hinzuweisen, wenn dieser sie evtl. noch nicht bemerkt. Aber weil ein Mensch mit Diabetes in der Hypo oft auch aggressiv wird, kann dies zu Streit führen. Anfangs hat es mir meine Frau gesagt, wenn sie eine Hypo bei mir zu bemerken glaubte. Sie hat dann bald nichts mehr gesagt, nachdem ich oft ärgerlich geworden war und erst recht keinen Traubenzucker genommen hatte. In schwereren Fällen gelang es ihr, nachdem der BZ weiter abgesunken war, mir doch Kohlenhydrate in den Mund zu schieben, aber es war auch dann noch schwierig. Das hing vor allem damit zusammen, daß ich sehr ärgerlich werde, wenn jemand anders meint, mich besser zu verstehen als ich selbst. Aber nachdem das ein paarmal zu unangenehmen Hypos geführt hatte, habe ich gelernt, diese Warnungen besser anzunehmen. Vielleicht hat auch eine Rolle gespielt, daß meine Frau im Laufe der Zeit nicht mehr so aufgeregt war und mir einfach ohne großes Reden etwas Süßes zuschob. Zwischen Partnern kann es bei der Kontrolle von Hypos (und beim

Diabetes allgemein) zu vielfältigen Spannungen und Verständnisschwierigkeiten führen (vgl. Kap. „Probleme in der Partnerschaft").

**Hilfs-möglichkeiten von Partnern**

Wenn es Probleme mit Hypos in der Partnerschaft gibt, bedarf es einer gemeinsamen Arbeit für das Ziel, die Anzahl von Hypos zu verringern und die Hilfe des Partners zu nutzen. Partner müssen gemeinsam jeweils ihre Möglichkeiten für diese Situation besprechen und erproben. Dazu kann z. B. gehören, eine Ansprechform zu vereinbaren, die der Betroffene schnell annehmen kann. Im allgemeinen gilt, daß ein Partner, der nicht viel redet, sondern zielstrebig versucht, den Betroffenen mit irgendeinem schnellwirkenden Kohlenhydrat aus der Hypo zu holen, die besten Chancen zu schneller Hilfe hat. Das Ziel muß konsequent verfolgt, evtl. auch einmal mit Härte oder sogar Gewalt durchgesetzt werden, um den Betroffenen zu schützen. Wenn beide Partner zusammenarbeiten wollen und aufmerksam beobachten, was bei der Hilfe bei Hypos schiefläuft, lassen sich evtl. Formen finden, gegen die der Unterzuckerte weniger Widerstand leistet (anderes Kohlenhydrat, bestimmter Tonfall). Manchmal hilft es auch, wenn der Partner nicht zu viel Druck macht, sondern sich nach der Bereitstellung von Traubenzucker im Handeln zurückhält. Das kann dabei helfen, daß der Betroffene doch selbst aktiv wird, weil er sich nicht unter Druck gesetzt fühlt und dann doch etwas zu sich nimmt, wenn er für sich selbst entscheiden muß.

Das Denken kann in der Hypo Kapriolen schlagen: Ich erinnere eine Situation, in der ich ziemlich sicher war, hypoglykämisch zu sein, ich war schon deutlich verwirrt. Ich wartete nur noch darauf, daß meine Frau mich auf die Hypo hinwies, da ich in meiner Verwirrtheit meinte, nur dies beweise, daß ich wirklich unterzuckert bin. In der Hypo kann das Denken völlig seine Logik verlieren. Meine Frau hatte es wohl bemerkt, sagte aber nichts, weil sie meinen Ärger fürchtete. (Am Ende reagierte ich selbst, aber das war schon ziemlich spät.)

Im Normalfall sollten Betroffene selbst ihre Hypos bemerken und angemessen reagieren. Aber niemand kann garantieren, daß das immer gelingen wird. Deswegen ist der Betroffene manchmal auf die Mithilfe anderer angewiesen, von denen nicht klar ist, ob sie immer richtig reagieren. Hat jemand trotz aller Vorsorgemaßnahmen immer noch Angst, so hilft manchmal eine Übung mit realistischen Vorstellungen darüber, was wahrscheinlich passieren würde (sog. rationale Vorstellungsübung). Man stellt sich die Unterzuckerung in einer bestimmten Situation genau vor, wo man sich nicht mehr allein helfen kann (Am besten entspannt man sich dabei und schließt die Augen.) und läßt in der Phantasie andere das tun, was sie wahrscheinlich tun werden. Man stellt sich vor, wie es abläuft, wenn die anderen sachkundig, schnell und sicher helfen, weil man sie informiert hat. Diese Vorstellungsübungen wiederholt man so lange, bis man eine Verringerung der Angst spürt.

**Eine positive Vorstellungsübung.**

181

# Angst vor Spritzen

## Eine Angst, die meist von allein schwindet

Am Anfang ist das Spritzen für manche Betroffene eine Zeit-lang ziemlich unangenehm. Spritzen sind allgemein nicht sonderlich beliebt, und wir haben alle von klein auf gelernt, daß uns damit ein Schmerz zugefügt wird, den wir lieber vermeiden. Das sollen wir nun selber tun, und das auch noch mehrere Male jeden Tag. Fast alle Betroffenen gewöhnen sich bald daran, und nach 1-2 Jahren ist das Spritzen für die mei-sten kein Thema mehr. Bei Umfragen nach den Belastungen des Diabetes landet das Spritzen nach einigen Diabetesjahren auf einem der letzten Plätze, die Blutentnahme zur Selbst-kontrolle ist für viele unangenehmer.

**Untaugliche Hilfen gegen Spritzen-angst.**

Einige Menschen mit Diabetes können sich aber nur sehr schwer an das Spritzen gewöhnen. Sie versuchen nach den ersten fehlgeschlagenen Anläufen solange wie möglich eine Insulintherapie zu behalten, bei der sie mit zwei oder sogar nur einer Spritze auskommen. Manche besorgen sich ein Gerät, das den Einstich automatisch vollzieht oder einen Jet-Injector, der das Insulin ohne Kanüle in die Haut schießt. Solche Ge-räte haben Nachteile, so daß ich immer empfehlen würde, die Spritzenangst loszuwerden, damit man nicht von solchen Geräten abhängig ist. Wenn ein Mensch mit einem Typ-1-Diabetes seinen BZ möglichst normal halten will, muß er, wenn er nur ein- oder zweimal spritzt, immer eine sehr starre und unnatürliche Abfolge von Mahlzeiten und körperlicher Bewegung zu bestimmten Zeiten einhalten. Die meisten Men-schen mit Spritzenangst sind mit dieser Situation unzufrie-den, und sie empfinden das Leben mit dem Diabetes als sehr anstrengend und belastend.

Wie kommt es, daß sie ihre Angst vor dem Spritzen nicht überwinden? Manche haben sehr unangenehme Erlebnisse mit Spritzen gehabt, andere sind überhaupt empfindlich. Wenn einem vor dem Spritzen heiß und kalt wird, dann ist es schon schwierig, sich zu überwinden. Die Gewöhnung an den Schmerz ist kein automatischer Vorgang, sondern immer auch davon abhängig, wie wir über den Schmerz denken. Wer sich z.B. sagt: „Es muß leider sein, es gibt Schlimmeres, ruhig bleiben," ist auf dem Weg der Gewöhnung. Er wird dann so lange probieren, bis er eine möglichst schmerzarme Injektionsform für sich gefunden hat (dünne, scharfe Kanüle, geeignete Körperregionen).

Mit der immer gelasseneren Haltung dem Schmerz gegenüber ist dieser dann nur noch selten spürbar. Es ist dann ziemlich unwichtig, wie man es genau macht, entscheidend ist, wie man es selbst am besten aushält. (Es sollte immer eine Stelle mit genügend Unterhautfettgewebe sein, in die man senkrecht oder bis zu einem Winkel von 45 Grad einsticht. Die kurzen, 8-mm-langen Nadeln heute machen es noch leichter). In der Bauchregion ist es für viele am wenigsten schmerzhaft, und dort wirkt auch das Insulin am schnellsten. Kinder helfen sich oft damit, eine Hautfalte fest zusammenzudrücken und sich mit dem selbsterzeugten Druckschmerz vom Schmerz des Einstichs abzulenken. Es kostet weniger Energie und Anstrengung, wenn man das nicht mehr braucht.

### Schmerzen sind meist beeinflußbar

Schmerz ist ein sehr individuelles Geschehen, das durch seelische Vorgänge stark beeinflußbar ist. Fast jeder hat schon einmal erfahren, daß er einen Schmerz nicht spürte, weil er gerade auf etwas anderes konzentriert war. Auch wenn man eine Verletzung z.B. gar nicht bemerkt hat, kommt ein Schmerz manchmal viel später, und man erschrickt dann geradezu über eine Wunde, die man entdeckt. Menschen mit Spritzenangst kennen diesen Zusammenhang zwischen Schmerz und seelischen Vorgängen oft nicht oder sie glauben, bei ihnen sei das anders, nämlich so, daß der Schmerz bei einer bestimmten Verletzung (Spritze) automatisch immer auf dieselbe (schlim-

**Selbsthilfe
bei
Schmerz.**

me) Weise eintrete. Weil sie sich auf das Schmerzereignis sehr konzentrieren und dabei meist anspannen, können sie auch tatsächlich gar keine Unterschiede in ihren Schmerzen wahrnehmen. Der Schmerz wird damit zu einer sich selbst erfüllenden Prophezeiung. Wenn man sich das Leben mit Schmerzen erleichtern will, ist es wichtig, Unterschiede im Schmerzerleben zu spüren und erfahren zu können.

Eine Möglichkeit ist die Ablenkung. Wenn man sich wie beim Spritzen selbst bewußt den Schmerz zufügt, ist Ablenkung schwierig (außer durch einen konkurrierenden Schmerz, s.o.). Ebenso wichtig und nützlich ist die Entspannung: vor einer Injektion ruhig atmen, die Muskeln etwas entspannen (das kann man fühlen) und dann ohne Aufregung und Hektik injizieren. Dabei lasse ich den Schmerz auf mich zukommen und versuche, ihn in seiner Art und Stärke genau zu spüren. Wer dies immer wieder übt, hat es bald hinter sich.

Man kann dabei probeweise die Nadel auch einmal weniger tief einstechen, um genau zu spüren, was eigentlich wie stark schmerzt.

### Denkfehler beim Spritzen

**Der Weg der Nadel.**

Manche Menschen mit Spritzenangst haben außerdem eine falsche Vorstellung darüber, was bei einer Injektion passiert (Für diesen Hinweis danke ich Martin Junghöfer.): Sie denken, die Injektion verletze das Gewebe sehr. In Wirklichkeit findet die Nadel leicht einen Weg zwischen den Fettzellen hindurch, ohne viel Schaden anzurichten. Man „schiebt" sozusagen die Nadel hinein (anstatt zu „stechen"). Deswegen schließt sich die Einstichstelle meist ohne weitere Probleme wieder. Wenn man dabei daran denkt, daß dies (bisher) der einzige und daher richtige Weg ist, sich das lebenserhaltende Insulin zuzuführen, tritt das Positive daran noch mehr in den Vordergrund. Wenn man diesen kleinen Kanal wieder schließt, verschließt sich auch das Loch gleich wieder. Mit einem Insulinkatheter, an den man eine Spritze ankoppeln kann,

184

wie sie bei Spritzenangst manchmal empfohlen werden, tut man seinem Körper eigentlich auch keinen Gefallen. Auch eine Insulinpumpe wäre zur Therapie einer Spritzenangst eine reichlich teure Lösung.

Durch Verletzung kleiner Äderchen kann beim Einstich zwar ein Tropfen Blut austreten (manchmal sogar eine kleine Fontäne!) oder es kann zu einem Bluterguß kommen. Das sind aber harmlose Verletzungen ohne Konsequenzen, außer daß man ab und zu mal einen unschönen blauen Fleck hat. Eine Injektion in ein Blutgefäß ist bei normaler subkutaner Injektion nicht möglich, so daß eine Veränderung der Insulinwirkung bei Blutaustritt nicht zu befürchten ist.

Zwei andere Denkfehler können noch bei der Gewöhnung an das Spritzen hinderlich sein. Das ist einmal der Gedanke, Schmerzen nicht aushalten zu können und unbedingt vermeiden zu müssen. Wir lernen schon als Kinder, daß wir immer wieder Schmerzen erdulden und Anstrengungen aushalten müssen, um wichtige Ziele zu erreichen. Wer das nicht lernt, wird in vielen Alltagssituationen immer wieder Probleme haben, auch bei der Behandlung von Krankheiten, da er jeder notwendigen Behandlung, die schmerzhaft ist, Widerstand entgegenbringt. Der Schmerz als eine kurzfristige körperlich-seelische Reaktion sollte nicht der einzige Maßstab sein, über das Handeln zu entscheiden, wenn man lange leben und gesund bleiben will. Der Mensch hat den Tieren das planvolle Denken voraus, und dies zeigt oft, daß ein Schmerz, den ich heute ertrage, für morgen oder für lange Zeit sehr viel Nutzen bringen kann. Nur darum konnten Menschen immer länger überleben.

**Schmerzen als kleineres Übel.**

Das zweite Problem ist, sich über die Gewöhnung an den Schmerz falsche Vorstellungen zu machen. Wie sonst meist auch, muß man eine ganze Weile probieren und üben, bis man die Schmerzen beim Einstich nur noch wenig spürt. Wer zu früh aufhört, bekommt es nie heraus, daß es so ist. Es passiert plötzlich, ohne daß man damit rechnet: Der Einstich verliert seine Bedrohlichkeit. Es kommt auch dann immer

185

wieder einmal vor, daß eine Spritze sehr wehtut (wenn man z.B. aus Versehen eine stumpfe erwischt). „Nur nicht aufregen," wäre dann die beste Devise. Wenn man einen solchen Schmerz zum Anlaß nähme, ängstlich auf seine Wiederholung zu warten, startet man die Spritzenangst von neuem. Für jede Gewöhnung muß man sich Zeit nehmen und Rückfälle einkalkulieren, mit Gewalt geht es nicht.

Manche Menschen, besonders Kinder, versuchen, die Schmerzen beim Spritzen dadurch zu verringern, daß sie immer wieder in die Stelle spritzen, bei der es schon ein paarmal gut geklappt hat. Dadurch entstehen Gewebeveränderungen und eine schlecht kalkulierbare Insulinwirkung von der „Lieblingsstelle". Das ganze ist eine psychologische Falle: Man spritzt mit weniger Angst in die alte Stelle, und dann schmerzt es tatsächlich weniger (aus psychologischen Gründen, weil man mit anderen Erwartungen herangeht). Wenn ich weiß, daß ich den Schmerz durch keine Maßnahme garantiert vermeiden kann, ist es leichter möglich, die Spritzstellen regelmäßig zu wechseln, und die genannten Schwierigkeiten zu vermeiden. Anstatt die Spritzregion immer kleiner zu machen, kann man erkunden, wie groß der Bereich ist, in dem man eine Spritze mit etwas Übung gut aushalten kann und dadurch auch die Angst vor dem Schmerz verringern.

### Was Sie selbst tun können, um Ängste zu überwinden

1. Sprechen Sie mit anderen Menschen über Ihre Ängste. Fragen Sie, wie sie ihre Ängste überwunden haben. Ist eine Idee dabei, die Sie auch probieren könnten?
2. Machen Sie sich klar, wobei Ihnen Ihre Ängste nützlich sind und wobei Ihre Ängste Sie behindern. Welche Angst müßte abnehmen, damit Sie handlungsfähiger werden?
3. Was fürchten Sie genau? Was könnte schlimmstenfalls passieren, wenn Sie das tun, wovor Sie Angst haben? Wie hoch sind die Risiken, die Sie tatsächlich eingehen wür-

den? Brauchen Sie evtl. noch mehr Informationen darüber, was schlimmstenfalls passieren könnte (z.B. wie der Körper reagiert, wie schnell Sie mit Hilfe rechnen können, wie wirksam die Hilfe ist)?

4. Machen Sie sich klar, daß eine Vermeidung der gefürchteten Handlung oder Situation die Angst nur kurzfristig verringert; langfristig verschlimmert Vermeidung die Ängste und schränkt die Handlungsmöglichkeiten immer weiter ein. Vielleicht haben Sie Lust, ein Buch zur Überwindung von Ängsten zu lesen (z.B. Doris Wolf, Ängste verstehen und überwinden, Mannheim: PAL-Verlag).

5. Überlegen Sie, wie Sie es bisher gemacht haben, eine Angst zu bewältigen. Sind Sie jemand, der die Angst Schritt für Schritt abbaut, indem Sie sich immer näher an die gefürchtete Situation heranarbeiten, oder haben Sie bessere Erfahrungen mit dem „Sprung ins kalte Wasser" (gleich etwas tun, wovor man viel Angst hat - dann haben Sie die kleineren Fische gleich miterledigt)?

6. Machen Sie sich einen Plan, wie Sie Ihre Angst verringern können.

7. Fangen Sie so bald wie möglich an. Erzählen Sie anderen davon. Damit sichern Sie sich ab und bekommen von anderen Unterstützung.

8. Falls Sie nach mehreren Versuchen merken, daß Sie es nicht allein schaffen: Bitten Sie einen Psychotherapeuten oder Psychiater um Hilfe.

# Zwangsgedanken und Zwangshandlungen

Zwangsstörungen treten in verschiedenen Formen auf: als Zwangsgedanken/Zwangsgrübeln, als Zwangsimpulse und als Zwangshandlungen. Zwangsstörungen sind sehr hartnäckig, haben die Tendenz, sich in einer Person immer weiter auszubreiten und sind mit starken Ängsten verbunden. Entweder sind die Zwangsgedanken stark angstauslösend, oder es entsteht intensive Angst, wenn der Betroffene daran gehindert wird, seine Zwangshandlung zu vollziehen. Sie kennen vielleicht Vorformen von Zwängen, die bei fast allen Menschen einmal auftreten. Das ist einmal ein immer wiederkehrender Gedanke - z.B. daß dem Partner etwas zustößt -, den man eine Zeitlang einfach nicht loswird. Oder es passiert Ihnen, daß sie beim Verlassen der Wohnung Wasser, Licht oder die Fenster mehrfach kontrollieren, um sicher zu sein, daß alles in Ordnung ist. Das alles ist meistens harmlos. Wenn dies zu einer Störung wird, so daß Sie kaum noch etwas anderes denken können oder daß Sie so lange die Wohnung kontrollieren, bis Sie am Ende gar nicht mehr weggehen wollen, sollten Sie eine Psychotherapie machen.

**Normale Zwangserscheinungen.**

### Wie kommt es zu Zwangserscheinungen?

Zwang hat etwas mit Unsicherheit und Ängsten zu tun. Der Betroffene erlebt sich stark im Konflikt, seinen Bedürfnissen nachzugehen und sich dies gleichzeitig zu verbieten. Daher muß er sich und seine Umwelt so stark kontrollieren. Oft sind auch die Eltern der Betroffenen sehr ordentlich. Auch die Anlagen scheinen eine Rolle zu spielen. Auch bei den heute möglichen flexibleren Therapieformen werden ständige Kontrollen, das Berechnen der Kohlenhydrate und/oder der Insulindosen und eine Tagebuchführung gefordert. Jeder Mensch, der zu Zwangsstörungen neigt, kann daher mit dem Diabetes leicht eine zwanghafte Umgangsweise entwickeln. Ich vermute, daß heute durch die Möglichkeit ständiger Kontrollen des Stoffwechsels, mit dem besseren Wissen über Folgeerkrankungen durch die Diabetesschulung, evtl. sogar mehr Menschen in der Diabetestherapie zwanghaft geworden sind. Wenn Sie sich fragen, ob Sie die Grenze zum Zwang überschritten haben, können Sie sich mit einigen Selbsttests prüfen (Tafel 3/8). Die Voraussetzung, um die eigene Zwanghaftigkeit richtig einschätzen zu können, ist allerdings, im Diabetes gut geschult zu sein (sonst kommt es vielleicht nur vom Unwissen).

**Diabetestherapie verführt zum Zwang.**

**Tafel 3/8: Wie stark sind meine Zwangstendenzen?**

- **Wie häufig denke ich mit Sorgen an meinen BZ, und wie stark belastet mich das?**
- **Wie oft teste ich (zwischen 4 und 8mal ist in Ordnung)?**
- **Kann ich es aushalten, mal einen Test auszulassen, weniger zu testen, vielleicht sogar einmal als Experiment einen ganzen Tag nicht (besonders wenn Sie regelmäßig mehr als 6x täglich testen)?**
- **Werde ich schon bei einmaligen Werten sehr unruhig, die eigentlich unproblematisch sind (z.B. zwischen 80 und 200)?**
- **Teste ich meinen Blutzucker, um über eine geplante Handlung entscheiden zu können oder nur, um mich zu beruhigen?**
- **Kann ich Stellen im Tagebuch freilassen, wenn ich vergessen habe, etwas einzutragen, oder grüble ich solange, bis es mir wieder einfällt?**
- **Kann ich es ertragen, daß Blutzuckertests nicht 100%ig genau sind?**
- **Werde ich sehr unruhig und ängstlich, wenn ich es dann anders mache, weil mich etwas an der „korrekten" Durchführung hindert?**

Ursachen von Zwangsstörungen liegen in der Persönlichkeit, in der Art und Weise, wie jemand mit seinen Gefühlen umzugehen gelernt hat, in Vorbildern und Denkgewohnheiten aus der Familie sowie in Lernerfahrungen aus Schule und Beruf. Und damit sind wir beim Diabetes.

**Diabetes-rituale.** Der Diabetes verlangt vom Betroffenen, vieles zu kontrollieren: den BZ, die Ernährung, die körperliche Aktivität, die Zeit. Es ist eigentlich nicht verwunderlich, wenn jemand dabei etwas zwanghaft wird. Nun ist Zwang nicht gleich Zwang. In den leichten Formen besteht zwanghaftes Verhalten darin, daß jemand Handlungen immer in derselben Reihenfolge vollzieht, und daß er es unangenehm findet, es anders zu tun. Das ist noch keine psychische Störung. Denken wir nur daran, daß es sehr empfehlenswert ist, die Reihenfolge „Testen - Spritzen - (Spritz-Eß-Abstand) - Essen" einzuhalten. Harmlos ist oft auch ein zu häufiges Blutzuckertesten, aus dem der Betroffene keine Konsequenzen im Handeln zieht. Das ist nur eine kostspielige Marotte, die man sich vielleicht selbst wieder abgewöhnen kann. Zur Störung werden solche Gewohnheiten, wenn jemand eine Veränderung im Ablauf kaum aushalten kann, oder wenn er eine bestimmte Handlung immer auf dieselbe Weise durchführen muß.

Damit gibt der Betroffene der Handlung oder dem Handlungsablauf eine Bedeutung, die ihnen gar nicht zukommt. Denn man kann beim Diabetes an jeder Handlung und an der Abfolge praktisch alles ändern, ohne daß etwas Schlimmes passiert. Die meisten Betroffenen behalten natürlich gern bestimmte Formen des Umgangs bei, an die sie sich gewöhnt haben, und sie hätten keine Angst, etwas anders zu machen. Bei zwanghaften Verhaltensweisen fehlt aber die Freiheit, etwas zu verändern, und Veränderungen führen zu großer Beunruhigung.

Schließlich können sich bei Betroffenen auch regelrechte Zwangshandlungen ausbilden, z.B. der Kontrollzwang, immer wieder den BZ zu testen. Solche bedauernswerten Menschen testen vielleicht 20 x oder noch öfter am Tag ihren BZ, haben durch jeden Test nur eine ganz kleine Entlastung, und sie geraten fast in Panik, wenn sie nicht eine Stunde später den nächsten Test machen können. Damit ist eine normale Arbeitstätigkeit nur noch schwer möglich, und die seelische Gesamtsituation wird immer schlechter.

Solche schweren Zwangsstörungen sind wahrscheinlich bei Menschen mit Diabetes nicht häufiger als bei Nichtbetroffenen, sie haben vielleicht nur zufällig einen diabetischen Inhalt. Wir wissen nicht, ob der Betroffene ohne Diabetes aufgrund seiner Persönlichkeitsstruktur unter Belastung einen anderen Kontrollzwang entwickeln würde. Der folgende Fall eines schweren Zwangsgrübelns mag das illustrieren:

● ● ● ● ● ● ● ● ● ● ● ● ● ● ● ● ● ● ● ● ● ● ● ● ● ● ● ● ● ●

**Olaf,**

*45 Jahre alt, Diabetes Typ 2, hatte vor 7 Jahren zum erstenmal erhöhte BZ-Werte. Seitdem ist er nicht mehr zur Ruhe gekommen. Er ging immer wieder zu Ärzten und bat sie um Medikamente, um den BZ zu senken, der fast immer normal war. Als er die Selbstkontrolle kennenlernte, hat er seine Teststreifen immer in wenigen Tagen verbraucht. Wenn der BZ beim Arzt 5 mg/dl höher war als beim letztenmal, glaubte er stets, daß nun der Tag gekommen war, von dem ab es mit ihm rapide abwärts (und mit dem BZ aufwärts) ginge. Die Wochenenden waren eine Qual für ihn, weil er vom Diabetesgrübeln nicht loskam. Ständig kamen ihm neue Befürchtungen, die er sofort mit vielen Experten am Telefon abzuklären versuchte, auch an Feiertagen. Seine sonstigen Kontakte und Aktivitäten gingen gegen Null, seine Arbeitstätigkeit konnte er nur noch mit Mühe aufrechterhalten. Als er vor 3 Monaten insulinbedürftig wurde, hat er sofort die BBT gelernt. Als zweimal der Wert vor dem Abendbrot erhöht war, führte er sofort eine dritte Dosis Verzögerungsinsulin um 15 Uhr ein. Er hat meistens Werte unter 100 mg/dl. Unterzuckerungen bemerkt er so gut, daß er sie nicht fürchtet. Abmachungen mit dem Psychotherapeuten, weniger zu testen oder bei etwas erhöhten Werten nicht zu korrigieren, kann er kaum durchhalten.*

191

Man erkennt an diesem Komplex von Zwangsgedanken, Zwangsgrübeln und Zwangsimpulsen ihre Fruchtlosigkeit. Es geht Olaf immer schlechter, Therapien und Krankenhausaufenthalte nehmen zu, die Psychotherapie gestaltet sich sehr schwierig. Immer wenn ein Diabetesproblem gelöst erscheint, tritt ein neuer Zwangsinhalt auf, und es geht von vorn los. Hier kann nur eine langfristige Psychotherapie helfen, in der Olaf lernt, sich den Dingen zuzuwenden, vor denen er eigentlich Angst hat (Familie, Beruf, Zukunft), damit die diabetesbezogene Angst, die andere Ängste verdeckt, überflüssig werden kann.

**Leichte Zwangsstörungen.**

Menschen mit Diabetes sind möglicherweise häufiger von leichteren Zwangsstörungen betroffen als andere Menschen. Sie sind nicht so einschränkend für die Handlungsmöglichkeiten, können aber einige Probleme für die Diabetesführung mit sich bringen. Es sind vor allem die Zwangsimpulse: „Ich könnte jetzt eine Unterzuckerung haben/bekommen." und „Ich könnte jetzt eine Hyperglykämie haben." Der erste Gedanke führt zu Angst vor Unterzuckerungen, häufigem Testen und der Zuführung von KH bei viel zu hohen BZ-Werten, z.B. wenn der BZ unter 200 absinkt (vgl. das Kap. „Angst vor Unterzuckerungen"). Der zweite tritt zusammen auf mit großer Angst vor Folgeerkrankungen, ebenfalls häufigem Testen und häufigen Insulinkorrekturen. Dadurch erhöht sich das Risiko für (schwere) Unterzuckerungen. Zwangsimpulse in bezug auf die Höhe des BZ können zu ständig erniedrigten oder ständig erhöhten BZ-Spiegeln führen. Das ständige Streben nach sehr niedrigen BZ-Werten ist normalerweise zu sehr bewußt kontrolliert, um eine Zwangsstörung zu sein. Der „Tiefflieger" testet, um sofort den BZ nach unten korrigieren zu können, sei es mit dem Auslassen von Nahrung, mit körperlicher Aktivität oder Insulin. Weil dadurch die Wahrnehmungsschwelle für Unterzuckerungen meist absinkt, ist dieser Mensch gefährdet und aufgrund niedriger Werte in seiner Leistungsfähigkeit eingeschränkt. Oft haben „Tiefflieger" keinen Leidensdruck, weil sie sich sub-

**„Tiefflieger".**

*Spezielle seelische Probleme mit dem Diabetes*

jektiv sicherer fühlen vor Folgeerkrankungen, weil sie stolz sind auf ihre niedrigen Werte und weil sich der Körper an die niedrigen BZ-Spiegel tatsächlich gewöhnt.

Eine Bekannte von mir hatte in zwei Jahren 10 schwere Unterzuckerungen mit Bewußtlosigkeit in der Nacht. Sie lebt allein. Wegen ihrer Angst vor Folgeerkrankungen behielt sie trotzdem ihre Strategie der niedrigen Werte bei und entwickelte keine Angst vor Unterzuckerungen. Wer möglichst niedrig liegen will mit dem BZ, gehört oft zu den Betroffenen, die sich sträuben, in einer Unterzuckerung Traubenzucker oder andere schnelle KH zu sich zu nehmen. Dies Verhalten trägt oft dazu bei, daß es zu schweren Unterzuckerungen mit Bewußtlosigkeit kommt.

Wenn Sie die beschriebenen Aspekte der Selbsttherapie ohne starke Unruhe und zwanghafte Gedanken oder Handlungen ertragen, liegt wahrscheinlich keine Zwangsstörung vor. Wenn Sie nach dieser Betrachtung zu dem Schluß kommen, Sie seien zwanghaft oder Sie haben eine Vermutung, daß es sein könnte, sollten Sie mit einem diabeteserfahrenen Psychotherapeuten sprechen. Auch diabeteserfahrene Ärzte und Diabetesberaterinnen können Sie beraten. Sie können sich selbst helfen, indem Sie immer wieder üben, etwas anders als sonst zu machen und nicht so genau zu sein. In Fällen von starkem Zwangsverhalten sollten Sie unbedingt eine Psychotherapie machen oder zum Psychiater gehen, weil sonst die Gefahr besteht, daß sich die Zwangsstörung ausbreitet und Ihr Leben immer mehr einengt. Die Therapie hilft Ihnen, die Kette der Zwangshandlungen zu unterbrechen und mit Ihrer Angst besser zurechtzukommen. Sie können sich auch wenden an die Selbsthilfegruppe „Deutsche Gesellschaft Zwangserkrankungen e.V."(DGZ).

# Probleme in der Partnerschaft

### Diabetes betrifft auch den Partner

In jeder Partnerschaft treten Probleme auf. Alle Menschen haben Eigenheiten, die zu Konflikten mit anderen Menschen führen können. Diabetes ist auch eine solche Eigenheit. Ich gehe nicht davon aus, daß Menschen mit Diabetes typische oder besonders häufige Probleme mit dem Partner haben. Viel eher sehe ich die Gefahr, daß Probleme ganz anderer Herkunft dem Diabetes zugeschrieben werden (und damit nicht richtig erkannt werden). Deswegen will ich das Thema nur kurz behandeln. Ich möchte auf allgemeine psychologische Probleme eingehen und nicht auf die vielfältigen speziellen Probleme, wie z. B. Sexualität und Schwangerschaft. Dazu benötigt man viele spezielle Informationen, die Sie in einer Diabetesschulung bekommen können.

**Partnerschafts-probleme sind normal.**

Wie sich der Diabetes auf eine Partnerschaft auswirkt, hängt von vielen Bedingungen ab, vor allem vom Zeitpunkt seines Auftretens. Wer einen Menschen mit Diabetes zum Partner wählt, beginnt die Partnerschaft unter anderen Bedingungen als jemand, dessen Partner später erkrankt. Daß beide Partner Diabetes haben, ist meiner Erfahrung nach ziemlich selten. Diabetes ist nicht so häufig, daß dies per Zufall wahrscheinlich ist. Die Rate dürfte dadurch etwas erhöht sein, daß sich unter Menschen, die in Diabetesselbsthilfegruppen aktiv sind, auch Partnerschaften entwickeln. Bei zwei Menschen mit Diabetes ist manches einfacher, aber man sollte das nicht überschätzen. Das Leben besteht nicht nur aus Diabetes.

Für die Rolle, die der Diabetes in der Partnerschaft spielt, ist es auch wichtig, wieviele Konflikte die Partner sonst haben. Wenn man sich viel streitet, wird natürlich auch der Diabetes einbezogen. Da liegt es dann nahe, dem Partner vorzuwerfen, daß er den Diabetes für bestimmte Zwecke benutzt oder daß etwas, was er sagt, nicht ernstzunehmen sei, weil er bestimmt unterzuckert sei. Was ja auch stimmen könnte. Dies alles wäre kein Hinweis auf eine besondere Rolle des Diabetes. Ein Mensch mit Diabetes kann in einer Partnerschaft wegen des Diabetes wohl keine Narrenfreiheit beanspruchen. Wer mit seinem Diabetes nicht gut zurecht kommt, z. B. noch viel Ärger und Wut empfindet, wird auch leichter auf den Partner ärgerlich, egal ob dieser viel oder wenig Rücksicht auf ihn nimmt. Ein schlechter Umgang mit dem Diabetes führt meistens dazu, daß auch die Partner mehr Probleme miteinander haben. Auch wenn der Partner den Betroffenen immer bedauert, ist dies keine Beziehung, die beide Partner in ihrer Entwicklung weiterbringt.

**Ist die Beziehung in Ordnung?**

Es ist ein grundsätzliches Problem jeder Behinderung in einer Partnerschaft, wenn sie als Mittel zum Zweck eingesetzt wird, etwas anderes zu erreichen. Will ein Mensch mit Diabetes die Aufmerksamkeit des anderen mit Hilfe des Diabetes bekommen, so führt das langfristig zu Schwierigkeiten. Entweder der Partner läßt sich widerwillig darauf ein, oder er wehrt sich, was beides nicht der gewünschte Erfolg ist. Ebenso problematisch ist es, wenn sich der Betroffene hinter seinem Diabetes versteckt und berechtigte Bedürfnisse des Partners abwehrt, weil er sie als Mensch mit einem Diabetes angeblich nicht erfüllen kann. Besser ist es für eine Partnerschaft, wenn der Betroffene den Diabetes in erster Linie mit sich abmacht und nur besondere Probleme mit dem Partner bespricht und zu lösen versucht. Menschen mit Diabetes sollten Alltagsprobleme so weit wie möglich selbständig lösen können.

**Der Diabetes darf keine Waffe sein.**

In einer guten Beziehung achten beide Partner auch auf die Bedürfnisse des anderen, so daß es ganz normal ist, wenn der nichtdiabetische Partner sich auch etwas auf den Diabetes einstellt, wenn er mit auf Unterzuckerungen achtet und vielleicht Glukagon spritzen kann. Umgekehrt muß sich der Mensch mit Diabetes auch auf die Bedürfnisse des Partners

195

einstellen, indem er z. B. nicht fordert, der Partner solle nun seinen Regeln folgen. Ich plädiere nicht dafür, daß ein Mensch mit Diabetes immer alles mit dem Diabetes allein regeln sollte. Wer keine Hilfe annehmen kann, kann ebenso viele Probleme bekommen wie derjenige, der ständig Hilfe haben will, besonders bei schweren Unterzuckerungen. Es würde aber Schwierigkeiten geben, wenn der Betroffene viel mehr Hilfen vom Partner verlangt, als dieser zu geben bereit ist. Es ist auch eine Überforderung, vom Partner zu verlangen, daß er am Diabetes immer alles akzeptieren soll. Wie soll ich von meiner Frau verlangen, was mir selbst nicht immer gelingt?

**Hilfen absprechen.**

### Kollusionen

Viel schwieriger für eine Partnerschaft, weil dem Bewußtsein nur begrenzt zugänglich, können sogenannte Kollusionen zwischen Partnern (unausgesprochene Beziehungsstrukturen) werden, z. B. wenn (unausgesprochen) eine Abmachung besteht, daß der Betroffene sich von seinem Partner versorgen läßt und der Partner diese Hilfe auch geben will. Es entsteht ein System von Zeichen und Regeln, das nur innerhalb dieser Partnerschaft gilt. Dadurch werden beide sehr abhängig voneinander. Eine solche Beziehung kann ein Leben lang gut gehen, aber wenn die Abmachung nicht mehr von beiden akzeptiert wird, ergeben sich schwer lösbare Konflikte. Manchmal führt eine Kollusion zu wechselseitigem Psychoterror. Es ist für eine Beziehung besser, wenn sie nicht von einer solchen Abmachung getragen wird, sondern wenn klare und flexible Kommunikationsmöglichkeiten zwischen den Partnern bestehen.

Ein Beispiel dafür ist es, wenn ein Mensch mit Diabetes den Umgang mit Unterzuckerungen nicht beherrscht, bei verschlechterter Wahrnehmung und zu aggressiver Insulintherapie immer mehr Unterzuckerungen bekommt und dadurch dauernd auf seinen Partner angewiesen ist. Beide wissen oft nicht, daß die wesentliche Lösung des Problems darin liegt, daß der

Betroffene seinen Umgang mit dem Diabetes so verändert, daß die Probleme mit Unterzuckerungen selten und überschaubar werden (weniger Insulin, klare Regeln, Vermeidung von Unterzuckerungen).

Es erscheint den Partnern dann so, als ob an den Unterzuckerungen nichts zu verändern sei, aber es wird auch praktisch nicht mehr versucht. Der Diabetes erscheint einfach schwieriger als der normale Diabetes. Manchmal kämpfen dann beide Partner, besonders der nicht betroffene Partner, über lange Zeit immer wieder um die Anerkennung der Diabetesprobleme, anstatt gemeinsam etwas dafür zu tun, die Probleme zu lösen. Die Partner sind in ihrer gemeinsamen Hilflosigkeit gefangen. Wenn sie dies nicht erkennen, ist eine Psychotherapie sehr schwierig. Es ist wie mit dem sogenannten „brittle"-Diabetes, der lange Zeit als eine besonders schwere, unkontrollierbare Form von Typ-1-Diabetes galt. Die genaue Untersuchung von Menschen, die angeblich einen solchen „brittle"-Diabetes hatten, ergab, daß fast alle schwere psychische Störungen hatten, vor allem Eßstörungen, die ihnen eine rationale Diabetestherapie unmöglich machten. Es wurde klar, daß hier die psychische Störung im Vordergrund steht und therapiert werden muß. Die ständige Veränderung der Diabetestherapie bringt hier meist gar nichts. Seitdem wird das Konzept von Diabetologen auch nicht mehr benutzt.

**In der Hilflosigkeit gefangen.**

### Wie sich Partner helfen können

Für die Partnerschaft wie für den Diabetes ist es gut, wenn die Partner davon ausgehen, daß sie sich mit ihren Stärken und Schwächen weiterentwickeln, und daß sich dabei im Laufe der Zeit viele Dinge verändern. Auch der Diabetes verändert sich in seinen Symptomen und seiner Bedeutung für den Menschen, und es ist wichtig, diese Veränderungen wahrzunehmen.

Es ist besser, immer wieder zu überprüfen, welche Bedeutung Dinge für mein Leben jetzt haben, als die Bedeutungen festzuschreiben und damit Entwicklung zu behindern. Partner können sich dabei gegenseitig helfen.

Ein spezielles Problem des Mannes mit Diabetes in einer Partnerschaft ist die diabetesbedingte Impotenz in Form einer Schwäche oder Unfähigkeit zur Erektion. Der Wunsch nach sexuellem Kontakt bleibt bestehen, auch die Zeugungsfähigkeit, aber für den sexuellen Umgang miteinander ergeben sich Einschränkungen (Im Kapitel „Angst und Impotenz" habe ich Hilfsmöglichkeiten dargestellt.).

Es ist nicht so einfach, für schwere Konflikte in der Partnerschaft Hilfe zu finden. Doch gerade dabei ist man allein oft hilflos und bräuchte einen neutralen Dritten, der zuhört und hilft, Lösungsmöglichkeiten zu finden. Paartherapie wird von den Krankenkassen nicht bezahlt, so daß Sie es privat bezahlen müssen. Sie finden Hinweise auf Paar- und Familientherapie in den Psychotherapieseiten der Branchenfernsprechbücher, 150 - 250 DM pro Stunde sind normal. Wenn Sie einmal überlegen, wieviel Sie sich ersparen können und wieviel Sie damit gewinnen können, wenn das Zusammenleben wieder klappt, wäre das nicht auch einen finanziellen Einsatz wert? Therapeuten für sexuelle Probleme sind dünn gesät. „Pro familia" ist eine Adresse, die Ihnen bei der Suche helfen wird.

# IV. Lösungswege

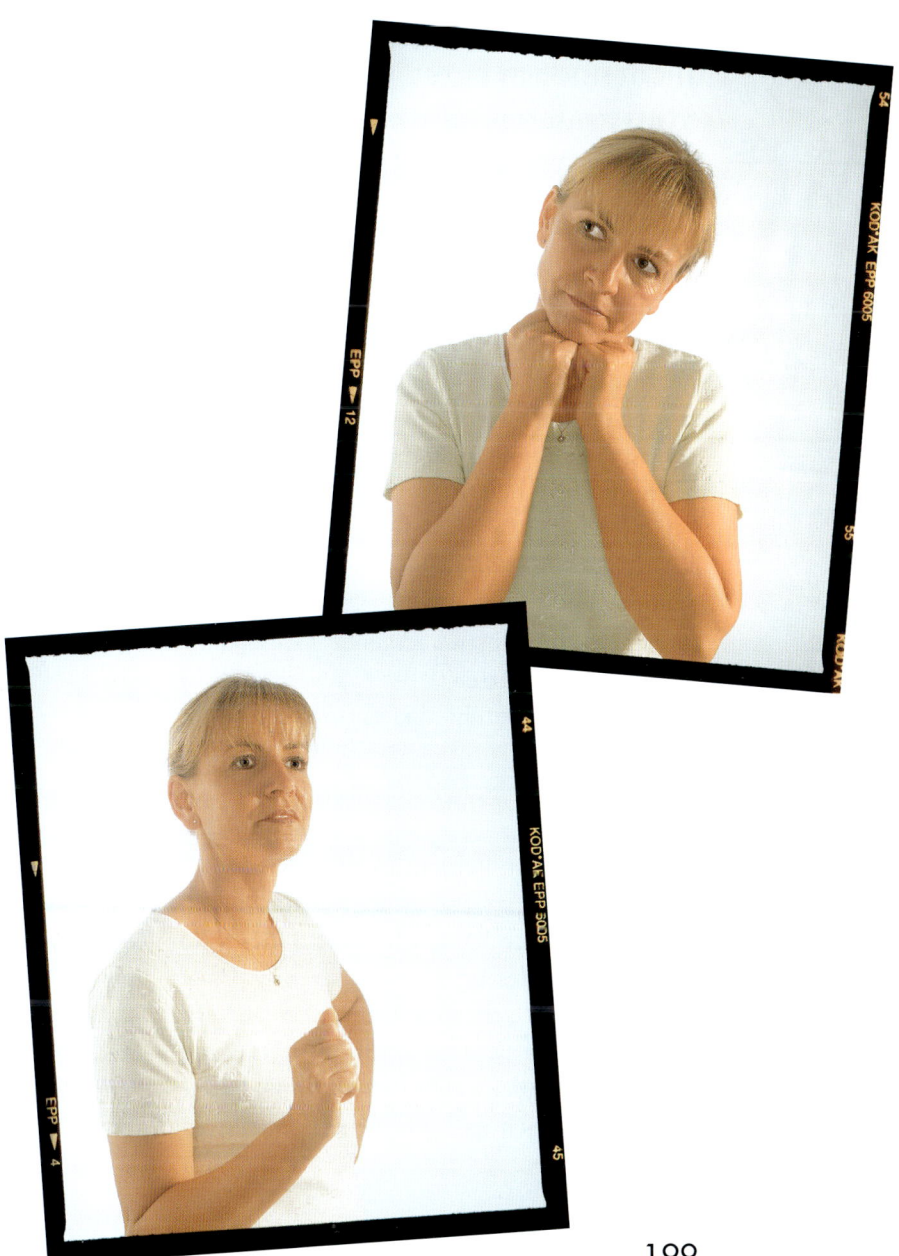

Ich wünsche mir den Mut, das zu
ändern, was ich ändern kann,
die Gelassenheit, das hinzunehmen, was ich
nicht ändern kann, und die Weisheit, das eine
vom anderen zu unterscheiden.
(nach Reinhold Niebuhr)

Sie sind mir bis hierher gefolgt, und vielleicht ist es nicht immer ganz leicht gewesen, die psychologischen Gedankengänge zu verstehen. An vielen Stellen habe ich bereits auf Lösungsmöglichkeiten für Probleme verwiesen. Wenn Sie meinem Vorschlag folgen, sollten Sie zur Verringerung von Problemen vor allem das folgende tun:

■ eigene problembezogene Gedanken daraufhin überprüfen, ob sie realistisch und hilfreich sind und ob sie zum Handeln ermutigen; selbstschädigende Gedanken durch hilfreiche Gedanken ersetzen

■ die eigenen Gefühle klären und starke unangenehme Gefühle verringern

■ neue Handlungsalternativen aktiv erproben und auswerten.

Diesen Prozeß sollte man so lange wiederholen, bis man Lösungen gefunden hat, mit denen man mehr Erfolg hat und zufriedener leben kann. Das Motto dieses Kapitels, die weltliche Fassung des berühmten „serenity prayer" von Niebuhr kann Sie davor schützen, Ihre Kräfte zu vergeuden. Konzentrieren Sie Ihre Kräfte darauf, dort etwas zu verändern, wo ein Erfolg möglich ist. In diesem Kapitel fasse ich zusammen, wiederhole Wichtiges und gebe Ihnen Möglichkeiten, noch etwas zu üben.

## Will ich etwas ändern?

Es ist nicht nur so, daß manche Dinge gar nicht zu ändern sind. Es fragt sich auch, wie groß der Nutzen der Veränderung ist, ob die Veränderung auch Nachteile hat und wie realistisch die Annahme ist, daß die Veränderung gelingen kann. Erst dann läßt sich abschätzen, ob sich die Anstrengung zur Veränderung insgesamt lohnt. Am Beispiel der Gewichtsreduktion habe ich dies z.B. in Frage gestellt. Bei einer bewußt geplanten Veränderung sollte man immer auch überlegen, ob es nicht besser ist, daß alles so bleibt, wie es ist. Wenn man zufriedener werden will, müßte man dann lernen, sich über die Nachteile des beklagten Zustandes weniger aufzuregen und sie als gegeben hinzunehmen.

Daß eine Sache sich in einem Zustand befindet, den wir gern verändern wollen, ist ja kein Zufall. Irgendwie sind wir dort hingekommen, und das hat bestimmt auch Vorteile gehabt. Nehmen wir z.B. eine Arbeitsstörung, bei der jemand vieles anfängt, aber nichts mehr fertig bekommt, weil er sich mit allen möglichen Dingen ablenkt. Der Nachteil ist klar: Er bekommt seine Arbeiten nicht fertig, bleibt auf der Stelle, bekommt mit anderen Ärger. Aber es hat auch Vorteile: Er muß sich nicht anstrengen, kann sich spontaner Außenreizen widmen, er vermeidet Mißerfolge und vielleicht den Wettbewerb mit anderen. Wenn er begänne, zielstrebig zu arbeiten, würde er das alles verlieren. Er kann nicht beides haben: die Vorteile der getanen Arbeit und die Vorteile der Arbeitsstörung. Wenn man es unter diesem Aspekt betrachtet, hat jede seelische Störung auch ihre Vorteile - den sogenannten sekundären Krankheitsgewinn - und man muß sich genau überlegen, ob man die Veränderung wirklich will.

Noch etwas anderes sollte bedacht werden, nämlich, ob es überhaupt vernünftig ist, alles zu ändern, was einen stört. Stellen Sie sich vor, jemand möchte keine Fehler mehr machen, immer zufrieden sein, keinen Streß mehr haben, nie wieder einen Wutanfall bekommen: Glauben Sie, daß ihm dies gelin-

**Jede seelische Störung hat auch ihre „Vorteile".**

**Unrealistische Ziele sind selbstschädigend.**

201

gen kann? Natürlich nicht, denn zum Leben auf dieser Welt gehören nun einmal Fehler, Unzufriedenheit, Streß und auch Gefühlsausbrüche. Realistischer wäre es für diese Fälle, sich damit abzufinden, daß es so ist, und sich nicht selbst damit verrückt zu machen. Hier wäre das Ziel der Veränderung selbstschädigend.

### Jörg

*Jörg hat Probleme in seiner Diabetesselbstbehandlung. Er will sorgfältiger werden, regelmäßiger testen, weniger zwischendurch essen, ohne Insulin dafür zu spritzen, und sein Insulin genauer berechnen. Dann heißt das evtl. auch: sich selbst mehr unter Kontrolle haben, weniger spontan sein, den Diabetes nach außen klarer vertreten, den Diabetes ernster nehmen. Vielleicht will er das nicht oder hat Angst davor. Er muß sich bei seiner Entscheidung für ein neues Verhalten klarmachen, ob er bereit ist, diese Nachteile in Kauf zu nehmen. Sonst wird die Veränderung wahrscheinlich nicht lange halten.*

### Wo ansetzen?

Nach der allgemeinen Einteilung seelischer Vorgänge in Denken, Fühlen und Handeln, können Sie mit Veränderungen an verschiedenen Punkten einsteigen.

Eine Überprüfung der Gedanken erscheint mir besonders wichtig und nützlich, weil ich mit unrealistischen, übertriebenen Gedanken geringe Chancen zur Veränderung habe. Deswegen betone ich diesen Veränderungsweg. Weiter unten beschreibe ich diesen Weg noch ausführlicher. Die Veränderung von Gedanken führt zu einer Veränderung von Gefühlen, wenn man sich realistische Gedanken immer wieder klarmacht und auf diese Weise alten Gefühlen den Boden entzieht.

**Gedanken überprüfen.**

Zur Veränderung von unangenehmen Gefühlen gibt es noch viele andere Möglichkeiten. Das beginnt schlicht damit, seine

Gefühle zu akzeptieren, weil sie dadurch schon weniger bedrohlich und unangenehm werden. Gefühle sind normale Reaktionen im Menschen auf äußere und innere Vorgänge, sie
sind weder gut noch schlecht, niemand braucht sich für sie zu
rechtfertigen. In manchen Fällen, z.B. bei Depressionen und
starken Ängsten, ist eine psychopharmakologische Behandlung sinnvoll, die die Gefühle direkt beeinflußt.

**Gefühle sind weder gut noch schlecht.**

Weil die Gefühle in Wechselwirkung mit anderen psychischen
Prozessen stehen, werden sie durch manche Veränderungen
sehr schnell „mitgezogen". Alle Veränderungen, die den Menschen zu einem besseren Gleichgewicht führen, beeinflussen
auch die Gefühle positiv. Dazu gehören Möglichkeiten zur
Entspannung, die Pflege vernachlässigter angenehmer und ge-
nußvoller Aktivitäten, Gespräche mit anderen über die eigenen Gefühle. Aber auch Entscheidungen können einen sehr
unangenehmen Gefühlszustand abschwächen oder sogar beenden. Damit sind wir bei den Veränderungen durch Handeln.
Manchmal ist es das schnellste und wirksamste, einfach etwas
zu tun, das man bisher vermieden hat. Dadurch entstehen neue
Erfahrungen, und wenn man diese zielorientiert auswertet, wird
das Handeln immer effektiver. Der erste Schritt kann ein
„Sprung ins kalte Wasser" sein. Auch zur Veränderung im
Handeln gibt es einige Hilfen.

**Mit realisti-schem Zeit-plan das Handeln verändern.**

Eine gute Vorbereitung auf das neue Handeln macht die Veränderung leichter. Dazu kann man es praktisch oder in der
Phantasie erproben, Freunde befragen und die Veränderung
realistisch planen. Vielleicht muß man vorher noch eine Fähigkeit trainieren, die man nicht gut kann (z.B. lauter sprechen, wenn man sich besser wehren will). Man sollte davon
ausgehen, daß man bei dem neuen Verhalten Angst empfinden wird und daß es nicht sofort so wunderbar klappen wird,
wie man es sich wünscht. Sonst würde man sich sofort wieder
beweisen, daß es doch nicht geht. Alternativen zu Verhaltensweisen, die man jahrzehntelang praktiziert und ändern will,
muß man immer wieder bewußt üben, bis sie in das eigene
Repertoire übergehen und das alte Verhalten ablösen.

Wie sehen diese Veränderungswege an einem konkreten Diabetesbeispiel aus? Nehmen wir wieder Jörg, der in seiner Selbstbehandlung sorgfältiger werden will. Er hat die Vor- und Nachteile der Veränderung genauer betrachtet und möchte nun mit der Veränderung beginnen. Auf der Seite der Gedanken hat er einige Bremsen gefunden. Er dachte immer: 1. Wenn ich regelmäßig teste, unterwerfe ich mich dem Diabetes und verliere meine Spontaneität. 2. Wenn ich öffentlich teste, werden mich andere für minderwertig halten. Diese Gedanken hat er ersetzt durch: 1. Wenn ich regelmäßig teste, verliere ich etwas von meiner Spontaneität, aber gewinne eine bessere Kontrolle über den Diabetes. 2. Wenn ich öffentlich teste, mache ich anderen deutlich, daß ich meinen Diabetes ernst nehme, und gebe nicht mehr so viel auf ihr Urteil. Damit geht es schon einmal leichter!

**Hilfreiche Gedanken denken.**

Bei den Gefühlen bemerkt er schon die Entlastung durch die neuen Gedanken. Er hat weniger Angst, seinen Blutzucker in der Öffentlichkeit zu testen. Er spürt nicht dieselbe Abwehr gegen das Testen, weil er mehr den Gewinn und weniger den Verlust sehen kann. Er redet in der Schulung mit anderen darüber, wie er sich dabei fühlt, was ihn erleichtert und ihm Mut macht. Mit der Entscheidung zur Therapieverbesserung beschließt er, jeden Tag wieder Gitarre zu spielen und sich dafür eine Viertelstunde Zeit zu nehmen. Das verbessert seine Gefühlsbilanz.

Für das neue Handeln besinnt er sich auf bisherige Erfahrungen. Er hat es schon einige Male versucht mit der besseren Behandlung, aber es hat nie länger als 3 Tage vorgehalten. Diesmal will er sich absichern. Zur Unterstützung und Selbstkontrolle will er ein Vierteljahr Tagebuch führen, und er will Vertrauenspersonen von seinem Vorhaben erzählen, sobald er sie trifft. Er hat sich schon überlegt, wie er die Veränderung vertreten wird. Er malt sich in der Phantasie aus, wie er sich mit dem neuen Verhalten fühlen wird, wenn er es ganz selbstverständlich durchführt. Er sagt sich diesmal: Wenn ich wieder die Abwehr gegen das Testen spüre, weiß ich, daß ich auf dem richtigen Weg bin und ihn weitergehen will. Wenn ich den zweiten Tag weniger als dreimal getestet habe, verpflichte ich mich, eine Spende von 100 DM an die Partei zu überweisen, die ich niemals wählen würde. (Na ja, das war vielleicht schon ein bißchen übertrieben, aber es zeigt, was man alles machen könnte, um eine Verhaltensänderung abzusichern.)

**Veränderungen im Handeln planen.**

Es ist nicht so, daß Sie erst mit Ihrem Diabetes „völlig ins Reine" kommen müssen, bevor Sie etwas an Ihrer Selbsttherapie verändern können. Es ist weder notwendig noch sehr sinnvoll, erst alle gefühlsmäßigen Probleme der Bewältigung zu bearbeiten, bevor man Veränderungen im Umgang mit dem Diabetes anpacken kann. Denn die gefühlsmäßigen Probleme hängen mit den handlungsmäßigen Schwierigkeiten im Umgang mit dem Diabetes eng zusammen, und das eine bedingt das andere. Man kann manchmal gar nicht sagen, was die Henne und was das Ei ist.

Je mehr Probleme man im Handeln löst, um so wahrscheinlicher wird es, damit auch die gefühlsmäßigen Probleme zu lösen. Wer z.B. mit der Selbstkontrolle beginnt, erhöht auch die Chance, seinen Diabetes gefühlsmäßig besser zu akzeptieren. Da Gefühlsprobleme oft schwierig zu verändern sind, hieße das sonst, lange auf den Erfolg der Durcharbeitung der Gefühle zu warten, bevor man neue Umgangsformen mit dem Diabetes versucht. Damit wäre jede Verhaltensänderung auf unbestimmte Zeit verschoben. Also ist es das Beste, gleichzeitig mit der Veränderung der Einstellungen und Gefühle an einem konkreten Problem zu arbeiten.

**Handeln und Gefühle gemeinsam verändern.**

205

# Die Veränderung von Gedanken und Einstellungen

Ich habe gezeigt, welche Gründe dafür sprechen, negative, selbstschädigende Bewertungen zu verändern. Sie enthalten Übertreibungen und Fehler, sie lösen unangenehme Gefühle aus, und sie hindern an einer aktiven Problembewältigung. Bewertungen realistischer zu machen, ist ein wichtiger Schritt, um den Aufwand und den Gewinn neuer Handlungsweisen abzuschätzen und sie bewußt zu planen. Durch die Neubewertung bleibt etwas vielleicht immer noch eine sehr unangenehme Belastung, aber es hört auf, eine Katastrophe zu sein.

### Ent-Katastrophisierung

**Warum mußte gerade mir das passieren?**

Die „Ent-Katastrophisierung" negativer Bewertungen beruht im wesentlichen darauf, bestehende Tatsachen zunächst als solche zu akzeptieren. Es gibt immer gute Gründe dafür, daß etwas so ist, wie es ist, auch wenn es mir nicht gefällt. Häufig hört man von Menschen die Frage: „Warum mußte gerade mir das passieren"(ein Unfall, ein Mißgeschick)? Das ist gleichbedeutend mit: „Es hätte mir nicht passieren dürfen." Damit scheint es so, als ob es keine Gründe gab, die zu dem Vorfall führen konnten. Aber da es für jeden Vorfall Entstehungsgründe gibt, müßte der Betroffene nüchtern betrachtet die gegenteilige Schlußfolgerung ziehen: Offenbar waren bei ihm die Bedingungen gegeben, daß es zu dem Vorfall kommen mußte. Also nicht: Es hätte mir nicht passieren dürfen, sondern realistisch betrachtet: Es mußte so kommen. Ein anderes Beispiel wären Ängste, daß man sich mit einem neuen Verhalten „total blamiert". Realistischer wäre wohl, daß es keinen begeisterten Applaus gibt, vielleicht auch Kritik, aber daß ich diese hinnehmen kann, wenn ich wirklich etwas ändern will.

Tatsachen zu akzeptieren, vermindert das unangenehme Gefühl, und man kann dann gelassener prüfen, ob an diesen Tatsachen oder am Umgang mit ihnen etwas veränderbar ist. Nun läßt sich der Diabetes ja leider nicht beseitigen, wenn man ihn hat, aber wie man mit dem Diabetes lebt, hängt in erster Linie vom Betroffenen ab. Wenn man etwas beeinflussen kann, ist es besser, dies zu versuchen, anstatt inaktiv zu bleiben und sich nur über die Tatsachen zu ärgern. Wenn eine Veränderung schwierig erscheint, so dient dies oft als Begründung dafür, die Veränderung gar nicht erst zu versuchen. Aber ebenso könnte man sich das ganze mit etwas mehr Abstand ansehen und die Veränderung anders angehen, um evtl. doch einen Erfolg zu erreichen. Tafel 4/1 zeigt einige Beispiele für selbstschädigende Bewertungen zu den Möglichkeiten einer Veränderung und hilfreiche Alternativen.

**Aktiv für Veränderungen.**

Tafel 4/2 zeigt Ihnen weitere, häufig vorkommende selbstschädigende Bewertungen von Menschen mit Diabetes, die ebenfalls Veränderungen behindern. Versuchen Sie einmal selbst, sie zu widerlegen, hilfreiche Bewertungen zu finden und diese schriftlich festzuhalten. Vergleichen Sie sie mit den Lösungsvorschlägen im Anhang.

Achten Sie immer darauf, wenn Sie sagen „Ich als Diabetiker...". Dann folgt oft eine problematische Bewertung. Mit diesem Satz erscheint der Diabetes als Ihr wesentliches Kennzeichen, aber tatsächlich ist er nur ein kleiner Teil von Ihnen. Achten Sie auf Übertreibungen, denn mit ihnen machen Sie sich schlechte Gefühle.

| Tafel 4/1: | selbstschädigend | hilfreich |
|---|---|---|
| **Beispiele für häufige selbstschädigende Gedanken über den Diabetes und hilfreiche Alternativen** | Solange ich mit Tabletten einstellbar bin, geht es ja noch. Ich könnte es nicht ertragen zu spritzen. | Mit Tabletten zu leben ist einfacher als zu spritzen. Es wird schwer sein, mich daran zu gewöhnen. Aber wo so viele Menschen es tun, kann es eigentlich nicht so schwer sein. |
| | Gefühle: Depression | Gefühle: etwas Depression, Hoffnung |
| | Die selbständige Insulin-anpassung könnte ich nie lernen. Das ist viel zu kompliziert für mich. | Ich weiß noch so wenig davon, daß ich mir nicht vorstellen kann, es je zu lernen. Es wird schwierig werden, aber das heißt nicht, daß ich es nicht schaffen kann. Es hängt davon ab, wie sehr ich mich bemühe. |
| | Gefühl: Depression, Mut-losigkeit | Gefühl: etwas Angst, Hoffnung |
| | Ich verliere immer wieder die Lust, mich um den Diabetes zu kümmern. Ich schaffe es einfach nicht! | Meine Therapie-motivation verläßt mich immer wieder, aber sie kommt bisher auch wieder zurück. Ich frage einmal andere, wie sie sich motivieren. |
| | Gefühl: Verzweiflung | Gefühl: Hoffnung |

1. **Es ist schrecklich, beim Essen immer rechnen zu müssen.**
2. **Als Diabetiker wird man überall schief angesehen. Ich kann das nicht aushalten.**
3. **Diese Unterzuckerungen sind schrecklich. Lieber stelle ich meinen Blutzucker etwas höher ein.**
4. **Dieses ständige An-den-Diabetes-Denken kann ich auf die Dauer nicht ertragen.**
5. **Verführungen zum Naschen dürfte es nicht geben, denen kann ich nicht widerstehen.**

**Tafel 4/2: Selbstschädigende Bewertungen bei Diabetes: Wie lauten hilfreiche Alternativen?**

Will ich lernen, mit dem Diabetes oder einem anderen „unveränderlichen Kennzeichen", das ich habe und das ich hinderlich oder häßlich finde, zufriedener zu leben, so sollte ich es als Tatsache anerkennen und versuchen, das Beste daraus zu machen. Auch viele Menschen ohne Diabetes haben etwas an sich, was sie nicht mögen und schwer oder gar nicht verändern können - eine Auffälligkeit im Gesicht, eine Allergie -, und die meisten versuchen, ähnlich wie die meisten Menschen mit Diabetes auch, irgendwie damit zurecht zu kommen.

Für jemanden, der seinen Diabetes sehr ablehnt, mag es utopisch scheinen, über seinen Diabetes hilfreiche Gedanken zu entwickeln. Er wird solche Gedanken nur mit großer geistiger Anstrengung denken können. Will man selbstschädigende Gedanken verändern, so muß man die entsprechenden hilfreichen Gedanken im Idealfall so lange trainieren, bis die neuen Gedanken genauso automatisch werden wie vorher die alten Gedanken. Erst dann wird es langsam zu einer dauerhaften Veränderung der unangenehmen Gefühle kommen. Es ist wichtig, hilfreiche Gedanken über den Diabetes für sich selbst in der eigenen Sprache zu formulieren und zu üben. Beispiele für hilfreiche Gedanken habe ich in den letzten Tabellen gegeben. Üben Sie nur hilfreiche Gedanken, die Sie nach reiflicher Über-

**Hilfreiche
Gedanken
formulieren
und üben.**

legung selbst für richtig halten. Schreiben Sie Ihre hilfreichen Gedanken auf, sprechen Sie sie ein paarmal auf eine Kassette, und hören Sie sich diese an, bis die hilfreichen Gedanken gut für Sie klingen.

# Die Veränderung
# unangenehmer Gefühle

Unangenehme Gefühle sind etwas ganz Normales, und kein Mensch kann Sie verhindern. Sie sind ein Signal zur Veränderung eines unangenehmen Zustandes: mich aus einem Konflikt zurückziehen, meine Position deutlicher vertreten, mein Denken und Handeln so verändern, daß ich mich besser fühle. Auch starke Gefühle wie z.B. ein Wutausbruch oder ein depressiver Absturz können auftreten, ohne daß dadurch längerfristige Probleme entstehen müssen. Auch sie gehören noch zum normalen Gefühlsausdruck, es sei denn, sie sind das Ende einer langen Kette von Kränkungen, gegen die man sich nicht zur Wehr setzen konnte. Starke unangenehme Gefühle, die sehr lange anhalten, brauchen als Nährboden die Unzufriedenheit eines Menschen mit sich selbst und mit seiner Lebenssituation. Daraus folgt, daß Veränderungen in den Gefühlen normalerweise auch Änderungen im Handeln und veränderte Bewertungen voraussetzen.

**Unangenehme Gefühle sind ein Signal.**

Ich gehe hier nicht auf unangenehme Gefühle ein, die aus seelischen Verletzungen in der Kindheit stammen und die zur Veränderung meist einer psychotherapeutischen Behandlung bedürfen. Man kann aber auch nicht sagen, daß eine Psychotherapie dann unbedingt erforderlich wäre. Die meisten Menschen richten sich mit ihren alten Gefühlen als Erwachsene irgendwie mit sich und der Umwelt ein, nehmen Anpassungen der Gefühle an die Realität vor, können bei intensiven Rückmeldungen von anderen auch ohne Therapie oft etwas in den Gefühlen verändern. Auch für alte, „eingebrannte" Gefühle gilt, daß sie durch aktives Handeln und veränderte Bewertungen abzuschwächen und zu verändern sind. Gefühle lassen sich auch dadurch beeinflussen, daß man mit anderen Menschen über sie spricht, sie damit relativieren und auf ihre Angemessenheit überprüfen kann.

**Mit anderen über Gefühle sprechen.**

211

**Gefühle anerkennen heißt nicht, ihnen immer zu folgen.**

Wenn ich verstehe, daß Gefühle oft alte Signale sind, die in der Kindheit eine wichtige Warnfunktion hatten, aber heute vielleicht meine Aktivität behindern, werde ich dem Gefühlsimpuls nicht mehr unbedingt folgen. Ich kann darüber nachdenken, was an der Situation vielleicht mein Gefühl auslöst, und überprüfen, ob das Gefühl heute noch „berechtigt" ist, mir den rechten Weg zeigt. Wenn ich z.B. heute Angst habe, einen Gegenstand im Geschäft zu reklamieren, der schadhaft ist (weil ich früher nicht gelernt habe, Forderungen durchzusetzen, auch wenn sie berechtigt sind), kann ich mir heute sagen: Dann muß ich eben so lange mit Angst reklamieren, bis es mir keine Angst mehr macht.

Wir können lernen, die Gefühle in bestimmten Situationen durch eine genauere Betrachtung der Situation abzuschwächen und ihnen einen neuen Stellenwert zu geben, z.B. als einen Hinweis, nun gerade das zu tun, wovon mich das Gefühl (die alte Erinnerung) abhalten will.

**Streß abbauen.**

Gefühle hängen auch zusammen mit der Lebenssituation. Wer unter großem Druck viel arbeitet und keine Zeit mehr zur Erholung und Entspannung findet, steht in der Gefahr, sich von seinen unangenehmen Gefühlen steuern zu lassen und nach und nach angenehme Gefühle zu „verlernen". Das betrifft vor allem Menschen, die sich in ihrer beruflichen Situation lange Zeit so verausgaben, daß sie ausbrennen. Für all diese Menschen ist es zur Psychohygiene wichtig, in Freizeit und Genuß mehr zu investieren, sich Zeit zu lassen, Forderungen zurückzuweisen und Streß abzubauen. Viele Leute sagen mir, das ginge in ihrer Position nicht. Aber sie haben die Wahl, ihre Position zu verändern oder, irgendwann später, leer und ausgebrannt die Position noch zu halten oder sie schließlich doch abgeben zu müssen. Das nehmen sie mit der Entscheidung für die Position in Kauf. Seelische Ausgeglichenheit in Beruf und Freizeit hilft meist dabei, von seinen Gefühlen nicht getrieben oder überschwemmt zu werden.

Schließlich kommen viele unangenehme Gefühle dadurch zustande, daß schwelende Konflikte nicht bearbeitet und notwendige Entscheidungen nicht gefällt werden. Das ist die Angst, etwas falsch zu machen und das fehlende Vertrauen in sich selbst, zu einer Entscheidung zu stehen. Es braucht manchmal längere Zeit, bis die Zeit zur Entscheidung reif ist. Entscheidungen führen meist zu seelischer Entlastung. Der Rückzug aus Konflikten und Entscheidungen kann auch auf eine Depression hinweisen.

Ängste und Depressionen lassen sich oft gut mit Psychopharmaka behandeln. Psychotherapieforscher, die sich mit Menschen beschäftigen, die neben einer seelischen Störung auch Diabetes haben, beklagen oft, daß Depressionen bei Menschen mit Diabetes zu selten mit Psychopharmaka behandelt werden. Pharmaka wirken manchmal besser als Psychotherapien, vor allem bei geringer Problemlösekompetenz der Betroffenen. Antidepressiva haben zwar Nebenwirkungen, machen aber nicht süchtig. Für eine langfristige Absicherung eines Therapieerfolges haben Psychotherapien größere Bedeutung.

**Auch Psychopharmaka können helfen.**

213

# Mutig und aktiv neues Handeln erproben

Um Wege zu einem guten Leben mit dem Diabetes zu finden, brauche ich die Bereitschaft, neue Wege zu gehen und dabei auch ein Scheitern zu riskieren. Ich kann anfangen, auch wenn ich schon weiß, daß die Wege schwierig und mühevoll sein werden. Ich kann anfangen, auch wenn ich noch nicht genau weiß, was ich am Ende erreichen werde. Und ich weiß, daß die Aufgabe, den Diabetes in mein Leben zu integrieren, nie ganz erledigt sein wird. Gut mit dem Diabetes zu leben schließt immer auch „Rückfälle" ein, in denen man einmal wieder gar nicht zurechtkommt. Das Bedürfnis nach einer perfekten, endgültigen Lösung verhindert es, gut mit dem Diabetes zu leben. Der Weg zu einem guten Leben mit dem Diabetes ist keine Autobahn, die man mit Tempo 180 befahren kann, um ganz schnell am Ziel zu sein. Ein Fehler an diesem Bild wäre schon, daß der Zielpunkt gar nicht so klar ist. Man stellt sich den Weg deshalb besser vor als steinigen Weg irgendwo im Inneren Griechenlands. Das Auto ist kein neuer Jeep, sondern ein ziemlich anfälliger, normaler PKW. Ab und zu muß man Wasser in den Kühler füllen, vielleicht ist auch mal eine größere Reparatur notwendig, aber viele Leute in der Gegend kennen sich mit Autos aus. Man ist nicht sicher, ob man sich auch mal völlig verfährt. Dann muß man andere fragen, aber die wissen auch nicht immer Bescheid oder verstehen die Fragen nicht. Manchmal will man gar nicht weiterfahren, sondern eine Pause machen und nicht daran denken, daß man eigentlich noch weiter wollte. Man holt dann eine zerknitterte Landkarte heraus und versucht herauszukriegen, wo man eigentlich ist. Wie weit ist man schon gekommen auf dem Weg zu einem guten Leben mit dem Diabetes?

Wenn man neue Wege im Handeln gehen will, sollte man sich realistische Ziele setzen. Man kann als Mensch mit Diabetes nicht „völlig normal" leben wie andere Menschen ohne Diabetes. Aber man kann sich daran sehr weit annähern, je nach der eigenen Bewertung von den Vor- und Nachteilen verschiedener Handlungsmöglichkeiten. Ebensowenig sollte man sich als Ziel setzen, daß der Diabetes einen völlig kalt läßt. Das wäre ein problematisches Gefühlstraining ohne Aussicht auf Erfolg.

**Sich realistische Ziele setzen.**

## Die Planung von Veränderungen

Wenn Sie sich entschließen, etwas dafür zu tun, daß Sie bestimmte Probleme mit dem Diabetes besser bewältigen, so sollten Sie gleich damit anfangen. Es gibt keinen vernünftigen Grund, das hinauszuschieben. Das Leben wird jeden Tag einen Tag kürzer. Am Beispielfall Jürgen, über den ich unter Diabetes und Selbstwert berichtete, könnte der Veränderungsweg über realistische Gedanken und Gefühle zu neuem Verhalten so aussehen:
Jürgen sollte als erstes verstehen, daß seine Gedanken über die Kritik anderer an seinem Verhalten unrealistisch und selbstschädigend sind, weil er auf diese Kritik depressiv und nicht aktiv reagiert. Es wäre für ihn hilfreich, über seine Kritiker anders zu denken, z.B.: Andere Menschen dürfen mich kritisieren, das hat auch Vorteile für mich. Ich kann prüfen, was sie von mir wünschen und überlegen, ob ich mein Verhalten in diesem Sinne ändern will. - Vielleicht hilft ihm dann eine Vorstellungsübung. Er könnte sich zu Hause wiederholt in der Vorstellung in eine Situation hineinversetzen, in der er wegen des Diabetes kritisiert wird, und gleichzeitig versuchen, die neuen Gedanken zu denken. (Vergleichen Sie mit den Alternativgedanken aus „Diabetes und Selbstwert".) Er kann in der Vorstellung üben, wie er mit diesen Gedanken auf die Kritik anders reagiert. Es würde auch helfen, wenn er laut übt, wie er seine Bekannten aktiv danach fragt, wie sie sein Verhalten sehen. Er könnte sie bitten, ihm zu sagen, was sie an seinem

**Wie sich Jürgen helfen kann.**

**Offen für andere Menschen.**

Umgang mit dem Diabetes stört, und überlegen, ob er daran etwas ändern kann und will. So könnte er nach und nach das alte, negative Vorstellungsbild der „ungerechten Richter" in ein positives Bild von „kritischen Helfern" überführen.

Wenn er z. B. erfährt, daß sich andere dadurch, daß er so offen mit seinem Diabetes ist, auf die Möglichkeit einer eigenen Erkrankung gestoßen fühlen, und daß dies Angst und Abwehr erzeugt, wird er sich evtl. bemühen, zurückhaltender über seinen Diabetes zu sprechen oder ihn sogar zu verschweigen. Diese Veränderungen werden langfristig allerdings nur funktionieren, wenn Jürgen es auch schafft, seine Einschränkungen und Risiken durch den Diabetes besser zu akzeptieren. Denn das ist das Grundproblem für Konflikte, die er mit anderen Menschen wegen des Diabetes hat.

**Veränderungen realistisch einschätzen.**

Für den Erfolg im Bemühen um eine Veränderung brauche ich ein realistisches Ziel. Ebenso wichtig ist es, mir ein realistisches Bild vom Veränderungsprozeß zu machen. Falsche Erwartungen können eine Veränderung schnell zunichte machen. Wer eine Veränderung konkret plant, sollte auch möglichst realistisch für sich klären, wie schwierig die Veränderung sein wird. Denn schätzt er sie für zu leicht ein, so wird er sich beim ersten Mißerfolg für einen Versager halten und keine weiteren Versuche machen. Hält er sie für zu schwer, wird er die Veränderungsschritte zu klein wählen oder sehr lange zögern, bevor er beginnt.

Machen Sie sich klar, daß Sie ein neues Verhalten vielleicht sehr häufig wiederholen und üben müssen, bis Sie es ohne Anstrengung können. Wer eine Veränderung wirklich will, wird die Anfangsfehler bei den nächsten Versuchen berücksichtigen. Evtl. fragen Sie sich nach ersten Mißerfolgen, ob Sie die Veränderung immer noch wollen. Sie haben vielleicht mit Mißerfolgen gerechnet, aber nicht richtig eingeschätzt, wieviel Mühen es kosten wird. Sie können dann erneut entscheiden, ob Sie es weiter versuchen wollen, die Veränderung zu erreichen, oder ob Sie den Veränderungsprozeß abbrechen und versuchen, mit dem alten Problem zu leben.

216

**Detlef**

*hält seinen Diabetes auf seiner Arbeitsstelle geheim. Aus Grün
den der eigenen Sicherheit möchte er das aufgeben. Wenn er
dem ersten Kollegen vom Diabetes erzählt hat, wird er ihn
vielleicht zunächst erst einmal bitten, es für sich zu behalten.
Sind die Konsequenzen für ihn überschaubarer, wird er es auch
anderen erzählen, bis er nach längerer Zeit aus dem Moment
heraus entscheiden kann, wem er wieviel erzählt. Würde er
plötzlich jedem davon erzählen, so müßte er sich wahrscheinlich sehr unter Druck setzen, und es würden so viele Eindrük-
ke auf ihn einströmen, daß er seine neuen Erfahrungen nicht
richtig auswerten könnte. Es würde damit auch die Gefahr
zunehmen, daß er im Sinne seiner früheren Befürchtungen
besonders die Reaktionen wahrnimmt, die auf Vorurteile hinweisen und daß er dann bald die Veränderung bereut (aufgrund seines alten Vorurteils, daß andere ihn wegen des Diabetes ablehnen würden). Es ist für Detlef besser, wenn er seine
Erfahrungen dabei schrittweise sammelt.*

Die größte Chance für einen Erfolg besteht meist, wenn man
die Veränderungsschritte plant und durchführt im Bewußtsein,
es zu machen, so gut man es kann. Es ist z.B. ein gutes Ziel,
zunächst nur 80 % von dem zu erreichen, was man sich vor-
genommen hat und den Rest für später aufzubewahren. Es
hat langfristig keinen Sinn, Schritte zu tun, zu denen man noch
nicht bereit ist und mit denen man sich überfordert. Dadurch
werden die Erwartungen vielleicht immer unrealistischer, bis
man schließlich wieder ganz von vorn anfangen muß. Durch
Diabetes bekommt man weder übernatürliche Kräfte noch eine
besondere Willensstärke (obwohl man sie aufgrund des Diabetes wieder trainieren kann!). Hohe Ziele (z. B. immer einen
normalen BZ zu haben) sind zweischneidig: Einerseits geben
sie eine Orientierung, andererseits können sie zur Resignation
führen, wenn der Betroffene merkt, daß die Ziele für ihn schwer

**80 % sind
genug.**

217

zu erreichen sind. Diese Schwierigkeiten und die eigene Begrenztheit anzuerkennen, bietet die Grundlage dafür, das eigene Tempo der Veränderung richtig festzulegen.

Das Prinzip „Tu es, so gut du kannst" ist uns bereits an anderer Stelle begegnet: bei der Einhaltung der Verhaltensweisen, die der Diabetes ständig von uns fordert. Auch hier ist es ja problematisch, perfekte Lösungen zu wollen und jeden Fehler zu vermeiden. Wer dies versucht, setzt sich ständig unter Druck, während er gleichzeitig immer mißmutiger wird und sich von jedem kleinen Fehler weit zurückwerfen läßt. Da ist es besser, die Regeln etwas lockerer zu handhaben, wenn ich mal gar keine Lust habe und ausspannen möchte. Das setzt mich eher instand, bald wieder zu beginnen, als verbissenes Durchhalten. Es ist besser, die Fehler, die ich dabei mache, zu akzeptieren, ohne mich selbst deswegen klein zu machen. Irren ist menschlich. Das nächste Mal werde ich versuchen, den Fehler zu vermeiden. Aber sicher wird mir bald ein anderer oder sogar derselbe Fehler noch einmal unterlaufen.

**Irren ist menschlich.**

218

# Mit dem Diabetes gut leben

Je besser man die verschiedenen Probleme löst, die man mit dem Diabetes hat, um so mehr verändert sich auch die Rolle, die der Diabetes im Leben einnimmt. Ist er am Anfang manchmal noch ein Feind, gegen den man ankämpft, den man verleugnet und fürchtet, so wird er mehr und mehr zu einem Partner und Weggefährten im Leben. Manchmal kann er sogar ein Freund sein, wenn er eine Entscheidung erleichtert oder eine Leistungsgrenze deutlich macht, die man ohne ihn schwerer akzeptieren würde.

Der Diabetes kann zum Anstoß werden, bestimmte Lebensprobleme, die mit Diabetes nichts zu tun haben, neu aufzugreifen und zu bearbeiten. Deshalb ist es wichtig, sich auch zu fragen, welche Probleme man durch den Diabetes besser gelöst hat, welche positive Rolle der Diabetes dabei gespielt hat, daß ich zu dem wurde, der ich jetzt bin, und was ich vom Diabetes vielleicht noch lernen kann. Ich habe z.B. den Eindruck, daß mir der Diabetes geholfen hat, Krankheit und Tod für mein Leben besser zu akzeptieren, als es mir vorher möglich war.

**Möglichkeiten wahrnehmen.**

Daß der Diabetes zu einem dauerhaft guten Freund wird, erscheint mir kein realistisches Ziel. Ich habe noch keinen Menschen mit Diabetes kennengelernt, der so weit in seiner Bewertung ginge. Eher ist Diabetes unser Untermieter mit Dauerwohn- und Mitbestimmungsrecht. Solch eine Beziehung hat Höhen und Tiefen. Da muß man sich nach einem Krach ab und zu zusammenraufen und die Frage diskutieren: Wie schaffen wir beide am besten die nächsten Jahre? Und wenn man es gut geregelt hat, muß man sich nicht ständig mit dieser Beziehung beschäftigen. Dann kann man sich dem Leben draußen widmen.

219

Ein Selbstgespräch, mit dem ich meinen Diabetes akzeptiere, könnte so aussehen:

**Ein hilf- reiches Selbstge- spräch.**

*Mein Diabetes ist eine Behinderung, die ich nicht mehr los- werde. Jeder Mensch hat seine Grenzen, und für mich setzt auch der Diabetes Grenzen. Dazu möchte ich stehen. Das ist oft lästig oder unangenehm, aber keine Katastrophe. Wenn ich noch möglichst lange gesund bleiben und mich nicht dau- ernd unglücklich machen will, ist es besser, ich entscheide mich dafür, daß der Diabetes in meinem Leben eine Rolle spielt.*

*Ich will versuchen, aus meinem Diabetes das Beste zu ma- chen. Ich will berücksichtigen, was ich über Diabetes weiß, und mein Wissen erweitern. Ich will eine Diabetestherapie herausfinden, bei der ich möglichst flexibel bleibe. Ich will meinen Diabetes selbst im Griff haben, weil ich von anderen möglichst wenig abhängig sein will. Wenn ich große Schwie- rigkeiten habe, hole ich mir bei anderen Rat.*

*Wenn ich mit meinem Diabetes einmal nicht recht klarkom- me, so brauche ich mich darüber nicht zu beunruhigen. Solche Phasen sind normal und vergehen auch wieder. Wenn ich sehr oft gegen meine eigenen Diabetesregeln verstoße, so will ich Wege finden, solche Fehler in Zukunft zu verringern. Ein schlechtes Gewissen hilft mir dabei nicht.*

*Ich weiß, daß ich mich jederzeit auch einmal gegen den Dia- betes entscheiden kann, wenn mir etwas anderes wichtiger ist. Das werde ich auch tun und mich daran durch die Kritik an- derer nicht hindern lassen. Denn ich muß es verantworten. Ich will den Diabetes in meinem Leben, so gut ich es kann, berücksichtigen, aber ich entscheide selbst, wieviel Raum ich ihm in meinem Leben geben will.*

Eines ist bei all diesen Überlegungen leider viel zu kurz ge- kommen: daß ein bißchen Humor bei der Bewältigung nicht schaden kann. Wer Englisch lesen kann, findet im Buch

„Psyching out diabetes" von Richard Rubin viele amüsante Beispiele. So erzählt er z.B. von seinen Schwierigkeiten, als er seinen Sohn Stefan im Alter von 10 Jahren davon überzeugen wollte, daß es wirklich besser für seine Stoffwechsellage wäre, zweimal zu spritzen, wie es der Arzt empfohlen hatte. Stefan nörgelte jeden Abend vor der zweiten Spritze herum. Sein Vater malte daraufhin immer schönere Grafiken, um die bessere Insulinwirkung zu erklären. Es half nichts. Eines Abends hat der verzweifelte Richard eine neue Idee und sagt: Eigentlich doch keine schlechte Idee mit nur einer Spritze, aber wäre es nicht noch viel besser, nur eine Spritze pro Woche zu nehmen? Stefan: Mensch, klasse, oder vielleicht eine pro Monat? Richard: Gehen wir doch aufs Ganze: eine Spritze pro Jahr. Beide lachen. Stefan: Stell Dir mal vor, was das für eine Spritze wäre, 12775 Einheiten. Diesen Abend spritzt Stefan ohne Nörgeln. Es wird nie wieder zum Thema.

Wir haben in der Selbsthilfegruppe schon viel Spaß damit gehabt, bestimmte Probleme von Betroffenen schauspielerisch darzustellen. Dabei liegt es nahe, auch über seine diabetischen Angewohnheiten und Marotten Späße zu machen. Das ist auch eine Form von Entlastung vom Dauerstreß der Therapie. Ich habe einmal zu einem alten Schlager einen Text für Menschen mit Diabetes gemacht, den ich Ihnen zum Schluß vorstellen möchte. Vielleicht gefällt er Ihnen.

**Den Humor nicht vergessen.**

221

# Der D-Song

(nach der Melodie von „I come from Alabama" bzw. „Wir wollten mal auf Großfahrt gehn")

1.     Wir essen alles nach BE
       und sind ganz gewissenhaft
       aber manchmal wenn die Wut uns packt
       schlemmen wir bis in die Nacht.

*Refrain:*
*Diabetes*
*du bist so wunderbar*
*wenn du nicht so blöde Regeln hätt'st*
*wär'n wir ein tolles Paar.*

2.     Ohne dich wär unser Tageslauf
       chaotisch strukturiert
       nur mit deiner Hilfe haben wir
       unser Leben kultiviert.

3.     Wir machen alles nur für dich
       ja das fällt uns gar nicht schwer
       und weil du uns stets im Nacken sitzt
       lieben wir dich noch viel mehr.

# Nachwort

Liebe Leserin, lieber Leser,

was bleibt zum Schluß zu sagen? Sie sind mir bis hierher
gefolgt, haben vielleicht Aufgaben bearbeitet, sich dabei
damit beschäftigt, wie Ihre eigenen Gefühle gegenüber dem
Diabetes sind. Vielleicht konnte ich Ihnen helfen, Probleme
mit dem Diabetes bewußter wahrzunehmen und zu klären.
Falls Sie etwas als sehr scharf empfunden haben, versichere
ich Ihnen, daß mein Ziel die Klärung ist und nicht die
Geringschätzung bestimmter Auffassungen vom Diabetes.

Ich denke nicht, daß mit diesen Überlegungen die Probleme,
die Sie evtl. mit dem Diabetes haben, nun alle gelöst und alle
unangenehmen Gefühle dabei beseitigt sein können. Probleme sind normal, und sie treten immer wieder auf. Vielleicht
hilft es Ihnen, später noch einmal etwas nachzulesen, wenn
Sie mit dem Diabetes wieder einmal auf dem Kriegsfuß
stehen. Verlieren Sie dabei nicht die Geduld mit sich. Diabetes ist und bleibt eine Belastung, über die man sich mit guten
Gründen auch aufregen kann.

Ich wünsche Ihnen viel Erfolg auf dem Weg, mit dem Diabetes ohne ständige Aufregung und ohne dauerhafte und
starke unangenehme Gefühle zurechtzukommen. Bleiben Sie
aktiv, laufen Sie nicht vor Konflikten weg, und konzentrieren Sie ihre Kräfte auf das Machbare. Dann kann eigentlich
nicht viel schiefgehen. Und bedenken Sie auch:

**Nur aus Fehlern wird man klug, darum ist einer nicht
genug!**

# Empfehlenswerte Literatur und Anschriften

Es gibt heute so viel gute Literatur über Diabetes, daß hier nur eine Auswahl gegeben werden kann. Schauen Sie sich Annoncen und Angebote von Versandhändlern an.

## Allgemeine Bücher für Menschen mit Typ-1- oder Typ-2-Diabetes:

G. Nuber: Diabetes-Journal. Das Buch – mit Informationen, Adressen, Ansprechpartnern. 2. aktualisierte Auflage, Mainz: Kirchheim, 1999

V. Jörgens, M. Grüßer und M. Berger: Mein Buch über den Diabetes mellitus. Für intensivierte Insulinbehandlung. 15. Auflage. Mainz: Kirchheim, 2001

K. Howorka: Insulinabhängig? ... funktioneller Insulingebrauch. Der Weg zur Freiheit mit nahezu normalem Blutzucker. 7. Auflage. Mainz: Kirchheim, 1999

R. Jäckle, A. Hirsch und M. Dreyer: Gut leben mit Typ-1-Diabetes. Arbeitsbuch zur Basis-Bolus-Therapie. 4. überarbeitete Auflage. München: Urban & Fischer, 2000

V. Jörgens, M. Grüßer und P. Kronsbein: Mit Insulin geht es mir wieder besser. Für die konventionelle Insulinbehandlung bei Typ-2-Diabetes. 11. Auflage. Mainz: Kirchheim, 2001

V. Jörgens, M. Grüßer und P. Kronsbein: Wie behandle ich meinen Diabetes. Für Typ-2-Diabetiker, die nicht Insulin spritzen. 13. Auflage. Mainz: Kirchheim, 2001

M. Grüßer, V. Jörgens und M. Berger: Vor dem Essen Insulin. 2. Auflage. Mainz: Kirchheim, 2000

H. Mehnert und E. Standl: Diabetes. Mit der Krankheit leben lernen. Stuttgart: Trias, 1997

L. Malcherczyk und H. Finck: Diabetes und Soziales. 2. völlig neu bearbeitete Auflage. Mainz: Kirchheim, 1999

## Spezielle Bücher

a) Ernährung

D. und H. Hauner: Erfolgreich abnehmen bei Diabetes. Ratgeber für übergewichtige Typ-2-Diabetiker. Mainz: Kirchheim, 2001

L. Nassauer, A. Fröhlich-Krauel und R. Petzold: Für Diabetiker. Das GU-Bildkochbuch. 9. Auflage. München: Gräfe und Unzer, 1999

H.-H. und S. Echterhoff: Alles ist erlaubt... Tips zur richtigen Auswahl. Ernährungsatlas für Diabetiker. 4. überarbeitete und erweiterte Auflage. Bielefeld: nephron-Verlag, 2000

N. Worm: Diätlos glücklich. Abnehmen macht dick und krank. Genießen ist gesund. Bern: Hallwag, 1998

b) Sport

F. W. Kemmer: Diabetes und Sport ohne Probleme. 4. überarbeitete Auflage. Mainz: Kirchheim, 1998

U. Thurm und B. Gehr: Diabetes- und Sportfibel. Mainz: Kirchheim, 2001

c) Leben mit dem Diabetes

G. Ott: Mein süßes Leben. Ängste und Hoffnungen einer Diabetikerin. 2. Auflage. Mainz: Kirchheim, 2000

Arbeitsgemeinschaft Psychologie und Verhaltensmedizin der Deutschen Diabetes Gesellschaft: Psychotherapieführer für Menschen mit Diabetes, 6. Jahrgang, Selbstverlag, 2001 (zu beziehen beim Verfasser)

R. Rubin, J.Bierman & B.Toohey. Psyching Out Diabetes: A Positive Approach to Your Negative Emotions. Third revised edition. Los Angeles: Lowell House, 1999

## Zeitschriften

*Diabetes Journal*. Offizielles Organ der Deutschen Diabetes-Gesellschaft, des Deutschen Diabetiker-Bundes und der Deutschen Diabetes-Union. Verlag Kirchheim, Mainz. Erscheint monatlich.

*Insuliner* - Selbsthilfegruppen insulinpflichtiger Diabetiker. Insuliner-Verlag, Narzissenweg 17, 57548 Kirchen. Erscheint 4x jährlich.

*Subkutan*. Zeitschrift der Landesverbände Brandenburg, Bremen, Hessen, Nordrheinwestfalen, Schleswig-Holstein, Rheinland-Pfalz und Thüringen des Deutschen Diabetiker Bunds und des Bundesverbands Insulinpumpenträger e.V. 4 x jährlich. Mainz: Kirchheim-Verlag, Kaiserstr. 41, 55116 Mainz

*Diabetiker Ratgeber*. Wort und Bild Verlag Konradshöhe GmbH & Co, 82065 Baierbrunn, erscheint monatlich (frei in Apotheken erhältlich)

## Verbände und Selbsthilfegrupppen

Arbeitsgemeinschaft Strukturierte Diabetesbehandlung. Dr. Meike Femerling, Krankenhaus Eckerförde, Schleswiger Str. 112-114, 24340 Eckernförde

Bund diabetischer Kinder und Jugendlicher, Hahnbrunner Str. 46, 67659 Kaiserslautern. Tel.: 06 31 / 764 88.

Deutscher Diabetiker-Bund, Danziger Weg 1, 58511 Lüdenscheid. Tel.: 0 23 51 / 98 91 53.

Deutsche Diabetes Gesellschaft (Ärzte), Geschäftsstelle, Berufs-genossenschaftliche Kliniken Bergmannsheil, Bürkle-de-la-Camp-Platz 1, 44789 Bochum

Deutsche Gesellschaft Zwangserkrankungen e.V., Postfach 1545, 49005 Osnabrück, Internet: http:// www.deutschegesellschaftfuerzwangserkrankungen.de e-mail: dgz@luce.psycho.uni-osnabrueck.de

Verband der Diabetesberater und Diabetesberaterinnen Deutschlands (VDBD), Geschäftsstelle, Frau Berit Wittfoht, Ziethener Str. 30, 23909 Ratzeburg

International Diabetes Athletes Association, Sektion Deutsch-land, Frau Ulrike Thurm, Landwehrstr. 58, 80336 München

## Internet-Adressen

Es gibt eine ganze Menge deutsche, englische und spanische Internet-Adressen über Diabetes. Zum Einsteigen sind hier nur drei deutsche genannt:

www.diabetes-journal-online.de

www.diabetes-forum.de

www.diabeticus.com

www.diabetes-info.com

## Abkürzungen

Folgende Abkürzungen habe ich verwendet:
BBT  Basis-Bolus-Therapie
BE  Broteinheit
BZ  Blutzucker
Hypo Hypoglykämie, Unterzuckerung
KH  Kohlenhydrate

# Anhang

**Antworten zu Tafel 1/4 aus**
**„Sich über den Diabetes informieren"**

1. Es ist ganz normal, daß der Insulinbedarf im Laufe der Zeit steigt, weil die Insulinproduktion des Körpers abnimmt. Hält man die Dosis zu niedrig, so riskiert man zu hohe Blutzuckerwerte und darf nur sehr wenig essen, um die Blutzuckerwerte niedrig zu halten. Besser ist es, die Insulindosis jeweils danach festzulegen, wieviel der Körper zur Grundversorgung braucht (Basisinsulin) und wieviel man am Tag essen will (Bolusinsulin).

2. Wer einmal Insulin nimmt, wird in der Regel dabei bleiben. Ausnahmen davon sind vor allem Menschen mit einem Typ-2-Diabetes, die nach einer Gewichtsabnahme manchmal eine Zeitlang kein Insulin mehr brauchen oder die nur in einer Schwangerschaft Insulin benötigen. Insulin ist kein Medikament im üblichen Sinne, das man durch eine bessere Lebensführung ersetzen könnte oder das wie ein Suchtmittel abhängig macht. Es ist für den Stoffwechsel eines Menschen, dem Insulin fehlt, eine schlichte Notwendigkeit, das fehlende Hormon zu ersetzen. Ein Hinauszögern einer notwendigen Insulintherapie bei Menschen mit Typ-2-Diabetes erhöht vor allem die Gefahr von Folgeerkrankungen. (Ein Mensch mit einem Typ-1-Diabetes würde ohne Insulin bald sterben.)

3. Besser dran ist der, der eine gute BZ-Einstellung erreicht, ob mit einer oder mit vier Spritzen täglich. Meist ist es besser, mehr als einmal zu spritzen, weil man auf diese Weise eine bessere Einstellung erreicht.

Bewertung der Antworten zum Fragebogen
Tafel 2/1 im Kapitel
„Wie kann ich seelische Probleme mit dem Diabetes erkennen?"

Zu jeder einzelnen Aussagennummer nenne ich zu Beginn die Antwort - stimmt oder stimmt nicht - die einem guten, gelassenen Umgang mit dem Diabetes entspricht. Danach folgt eine Begründung, in der manchmal auf andere Aussagen des Fragebogens (abgekürzt: A mit Nummer) Bezug genommen wird. Wenn Sie sich innerlich die Gedanken sagen, bei denen ich „stimmt" angegeben habe, müßten Sie ganz gut zurechtkommen, haben Sie viele mit „stimmt nicht" dabei, belasten Sie sich wahrscheinlich mit Ihren Gedanken. Vergleichen Sie meine Problempunktbewertung mit Ihrer eigenen.

1. Stimmt - vgl. Vorwort

2. Stimmt nicht - Wer es so sagt, möchte vielleicht seine unangenehmen Gefühle gegenüber dem Diabetes, die fast jeder Mensch hat, nicht wahrnehmen.

3. Stimmt nicht - Es ist nur lästig; vgl. Kap. „Unangenehme Gefühle hängen zusammen mit negativen Bewertungen."

4. Stimmt nicht - Unsere Mitmenschen sind keine Engel und dürfen auch Fehler machen; vgl. Kap. „Diabetes und Selbstwert."

5. Stimmt nicht - Es wäre schön, wenn Sie es tun, aber Sie müssen es nicht tun, und es gibt gute Gründe, daß Sie es nicht tun.

6. Stimmt nicht - Woher wissen Sie das? Gibt es niemanden, der Sie mit dem Diabetes anerkennt? Ist es wirklich der Dia-

betes oder vielleicht etwas anderes, das andere stört? (Wer diese Aussage bejaht, glaubt meist selbst, daß er als Mensch mit Diabetes minderwertig ist. Und er achtet nicht mehr darauf, weswegen andere Kritik an ihm haben.)

7. Stimmt nicht - Das ist vielleicht ärgerlich, aber kein Grund für große Aufregung. Wer das denkt, hat oft große Angst, als Mensch mit Diabetes für unnormal gehalten zu werden. Das Verhalten der anderen ist aber ganz normal und nicht zu verhindern (vgl. A 5).

8. Stimmt nicht - Das ist eine depressive Aussage, mit der Sie daran zweifeln, mit dem Diabetes je normal leben zu können. Natürlich ist das Leben mit Diabetes maximal nur „relativ" normal, weil Sie den Diabetes ja nicht völlig ignorieren können.

9. Stimmt nicht - Man muß es nicht und sollte es nicht, weil man dann zu viel mit Diabetes beschäftigt ist und sich zu sehr einengt.

10. Stimmt - Für Menschen mit Diabetes gibt es keine perfekte BZ-Einstellung.

11. Stimmt nicht - Das Risiko verringert sich stark, geht aber wahrscheinlich nicht ganz auf Null. Hier ist der Wunsch der Vater des Gedankens.

12. Stimmt nicht - Ein guter Arzt versteht den Diabetes evtl. besser als man selbst - vgl. Kap. „Diabetes und Identität" sowie „Unangenehme Gefühle hängen zusammen mit negativen Bewertungen".

13. Stimmt nicht - Sie müssen es nicht (vgl. „Diabetes und Selbstwert").

14. Stimmt nicht - Es gibt viele Möglichkeiten der Information und des Kontakts. Man muß sie allerdings selbst aufsuchen und darf nicht darauf warten, daß dies von allein geschieht.

15. Stimmt - Das ist ein normaler Gedanke, den man sich ab und zu leisten sollte.

16. Stimmt nicht - Man könnte es tun, aber die Begründung ist falsch. Denn „abhängig vom Diabetes" ist man in jedem Fall, egal wie man ißt. Der Gedanke entspricht magischem Denken.

17. Stimmt nicht - Denkweise, wenn jemand mit dem Diabetes verhandeln will. Man sollte es auch tun, wenn es nur wahrscheinlich ist. Was ist schon völlig sicher?

18. Stimmt nicht - Man kann durchaus versuchen, als Mensch mit Diabetes respektiert zu werden, und viele erreichen dies. Warum sollte man sich als Mensch mit Diabetes besonders anpassen und nicht auch seine Bedürfnisse vertreten? Das führt leicht zu unerfüllbaren Ansprüchen an andere.

19. Stimmt (normalerweise).

20. Stimmt nicht - Naschen ist kein unverzichtbarer Bestandteil des Menschseins.

21. Stimmt nicht - Die Frage ist rhetorisch und führt zu unangenehmen Gefühlen. Als Antwort denkt man, daß es nicht hätte passieren dürfen. Weil nicht sein kann, was nicht sein darf? Offenbar mußte es passieren, weil dafür alle notwendigen Bedingungen gegeben waren.

22. Stimmt nicht - Warum denn? Man kann doch nach einer Pause wieder anfangen, wenn man es will.

23. Stimmt nicht - Viele kümmern sich mit großem Erfolg sehr um ihren Diabetes, ohne es verbissen zu nehmen.

24. Stimmt nicht - Auch wer sich um seinen Diabetes kümmert, kann Schwierigkeiten haben. Eine gute Selbsttherapie befreit nicht von allen Problemen.

25. Stimmt nicht - Wenn das für Sie stimmt, dann ist es eine übertriebene Reaktion.

26. Stimmt nicht - Welche Hälfte ist man dann? Das ist eine depressive Übertreibung.

27. Stimmt - Der Gedanke ist hilfreich, weil es keine absolute Garantie gibt.

28. Stimmt - Denken Sie das etwa nie? Wo lassen Sie Ihre Gefühle?

29. Stimmt - Denn es ist in der Regel unmöglich, ganz genauso weiterzuleben.

30. Stimmt - Eine solche Einstellung ist meist hilfreich. Sie befreit Sie von zu großer Einengung und läßt Sie selbst bewußt entscheiden, welche Risiken Sie eingehen wollen.

31. Stimmt - Nur in der Remissionsphase des Typ-1-Diabetes erkennt man das manchmal noch nicht.

32. Stimmt - Deswegen sollte man dies durch eine aktive Lebensgestaltung vermeiden.

33. Stimmt nicht - Der Gedanke ist nicht hilfreich. Man denkt es meist dann, wenn man selbst mit dem Essen nicht klarkommt. Experimentieren Sie!

34. Stimmt nicht - Jedenfalls wäre es eine Übertreibung. Warum darf das jemand nicht so sehen, wenn er nur wenige Probleme hat? Hier spricht die eigene Verbitterung, die es anderen neidet, wenn Sie gut mit dem Diabetes zurechtkommen.

35. Stimmt nicht - Im Gegenteil. Wer immer gegen seinen Diabetes ankämpft, läßt sich von ihm beherrschen. Leben mit dem Diabetes sollte nicht Kampf sein, sondern eine Entscheidung, wie man damit leben will.

36. Stimmt - Aktivitäten sind nützlich, um sich nicht zu viel mit dem Diabetes zu beschäftigen. Es muß zwar nicht zu jeder Zeit und Stunde sein, aber ohne Aktivitäten wird es sehr schwer, dem Diabetes im Leben einen angemessenen Platz im Leben zuzuweisen.

Antworten zu Tafel 2/6 aus dem Kapitel
„Unangenehme Gefühle hängen zusammen mit negativen
Bewertungen"

Beschreibungen: 2, 4, 7, 8, 10, 11, 12

Bewertungen: 1, 3, 5, 6, 9

Anmerkungen: Aussage (3) klingt wie eine Frage. Wer so
spricht, meint aber meistens: Es wäre schrecklich, wenn ich
zeitlebens das Essen berechnen müßte. Aussage (5) ist eine
Bewertung, weil damit gesagt wird: Es ist schrecklich oder
schlimm, wenn die Mitmenschen Menschen mit Diabetes nicht
akzeptieren. Damit wird etwas Normales als schlimm bewertet.

Rationale Bewertungen zu Tafel 3/6
aus dem Kapitel „Ängste"

1. Schon wieder eine Hypo. Also noch ganz gut eingestellt.
Ich versuche sie trotzdem zu vermeiden, aber ganz vermeiden
kann ich sie nicht. Also gut vorsorgen für den Fall, daß eine
kommt!

2. Es kann mir jederzeit passieren, aber meistens weiß ich ja
ungefähr wann. Da muß ich besonders aufpassen, daß ich alles parat habe und mein Partner und die Kollegen Bescheid
wissen. Und wenn es ganz schlimm ist, werden sie schon einen
Unfallwagen holen. Ich werde wohl nicht daran sterben.

3. Hypos können unangenehm sein. Aber die meisten sind nicht
so schlimm, daß man sich lange davon erholen muß. Wenn ich
wieder klar denken kann, kann ich meine Tätigkeiten fortset-
zen. Ich will mich nicht auf meinem Diabetes ausruhen. Wenn
es gar nicht geht, kann ich mich immer noch zurückziehen.

**Auflösung zu Tafel 4/2 aus dem Kapitel
„Die Veränderung von Gedanken und Einstellungen"**

1. Es ist sicher unangenehm und lästig, als Mensch mit Diabetes immer rechnen zu müssen, aber es ist übertrieben, das „schrecklich" zu finden. Es kostet mich jeweils ein paar Minuten höchstens, und das kann ich ertragen, wenn ich allein daran denke, was manche anderen chronisch Kranken alles tun müssen. Und ich muß nicht unbedingt rechnen, da ich auch mal drauflos essen kann, wenn ich das gern will.

2. Menschen, die über Diabetes nicht Bescheid wissen, haben natürlich Vorurteile. Einige wollen sie sogar behalten, aber solche schwer belehrbaren Menschen gibt es eben. Wenn es mir wichtig ist, versuche ich, sie zu informieren; wenn es nicht klappt, behalten sie ihr Vorurteil. Wieso soll es mir da besser gehen als anderen chronisch Kranken? Wenn mir das Nachteile bringt, die ich vermeiden will, muß ich die Menschen besser informieren oder mich evtl. damit abfinden. Manche lernen's nie.

3. Unterzuckerungen sind unangenehm, aber bei guter Einstellung nicht zu vermeiden. Wenn ich Komplikationen vermeiden will, muß ich lernen, die Symptome rechtzeitig zu erkennen und schnell richtig zu reagieren.

4. Es ist lästig, immer an den Diabetes zu denken, aber ich ertrage es ja schon eine Weile. Warum soll ich es nicht weiter ertragen, wenn ich versuche, mich nicht darüber aufzuregen?

5. Weil viele Menschen gern Süßigkeiten essen, gibt es natürlich überall welche. Leider kann ich solche Dinge nicht ganz so spontan essen wie Menschen ohne Diabetes. Aber nicht die Süßigkeiten verführen mich: Ich verführe mich selbst, indem ich denke, ich müßte sie haben. Ich weiß, daß ich auch ohne oder mit weniger Süßigkeiten leben kann.

237

# Sachwortverzeichnis